はじめての末梢神経ブロック

著 森本 康裕（宇部興産中央病院）

克誠堂出版

序　文

　国内で超音波ガイド下神経ブロックが本格的に普及し始めてから 10 年以上が経過した。当初は一部の麻酔科医のものだったブロックは今ではすべての麻酔科医にとって必須の技術となった。この間多くの日本語の教科書が出版されたがその多くは神経ブロックに興味のある麻酔科医向けのものであり、必ずしも初心者向けとはいえなかった。

　そこで企画したのが本書「はじめての末梢神経ブロック」である。まず、掲載する神経ブロックの数を大幅に絞り、初心者が行うべき順に並べた。技術的に容易で施行回数の多いブロックからマスターしていくのが一番である。その意味で本書は大腿神経ブロックをまずマスターすべきブロックとした。一方で、近年報告されたがまだ評価の定まっていないブロックについては省略している。確実なブロック技術を身につければ、それ以外のブロックにも応用が可能となるからである。最後に神経ブロック時代でもまだまだ必要な胸部硬膜外麻酔についても収載した。

　各ブロックについては筆者の約 10 年間の臨床経験、指導経験から得られた知見やコツを可能なかぎり盛り込んだ。これから神経ブロックを始めたい。既存の教科書ではよく分からなかったという先生に読んでいただき、より本格的な教科書への橋渡しとして使っていただきたい。

　神経ブロックは強力な周術期鎮痛法であるが、麻酔科医にとってはあくまで引き出しの一つでしかない。併用する鎮静や全身麻酔、さらに術後管理によって患者の満足度は大きく変わってくる。全身麻酔の他の要素については姉妹書の「はじめての麻酔科学」を参照していただき、患者にとってより安全で快適な麻酔管理を目指してもらいたい。

　最後に、本書の発行にあたり多大なご協力を賜った克誠堂出版の関貴子氏に心から感謝します。

平成最後の月に（平成 31 年 4 月吉日）

宇部興産中央病院麻酔科
森本　康裕

目　次

第1章　なぜ末梢神経ブロック　　1

1 周術期鎮痛としての末梢神経ブロック………………………………2
  A．オピオイドとの比較　2
  B．硬膜外麻酔との比較　3
  C．局所浸潤麻酔　3
2 超音波装置の進歩………………………………………………………4
  A．超音波装置の進歩　4
  B．教育体制の充実　5
3 区域麻酔の重要性………………………………………………………5
  A．確実な鎮痛が得られる　7
  B．患者の予後を改善　7
  C．全身麻酔不可能な患者の手術が可能　7
4 知識と技術の広がり……………………………………………………8
  A．解剖の知識　8
  B．神経ブロック以外の超音波の使用　8
  C．海外へ　9

第2章　知っておきたい基礎知識　　11

1 超音波装置………………………………………………………………11
  A．装置の選択　11
  B．装置の使用法　14
  C．プローブ　16
2 針…………………………………………………………………………17
  A．神経ブロック針　17
  B．エコーゲニック針　19
  C．神経刺激装置　20

3 局所麻酔薬 ··· 21

    A. 使い分け　21

    B. レボブピバカイン（ポプスカイン®）　22

    C. ロピバカイン（アナペイン®）　22

    D. メピバカイン（カルボカイン®）　22

    E. 局所麻酔薬の混合　22

4 局所麻酔薬への添加薬 ·· 23

5 局所麻酔薬中毒 ·· 24

    A. 超急性　24

    B. 即時型　24

    C. 遅延型　24

    D. 局所麻酔薬中毒対応チェックリスト　26

6 神経障害 ··· 26

7 その他の合併症 ·· 28

第3章　実践の基本　　29

1 プローブ操作の基本 ·· 29

    A. Pressure　30

    B. Alignment　31

    C. Rotation　32

    D. Tilt　32

2 穿刺の実際 ··· 32

    A. 体　位　32

    B. プローブの固定　34

    C. 針の穿刺　35

    D. 針がみえない　38

    E. 針先が神経に近づいたら　38

    F. アフタースキャン　40

3 日常のトレーニング ·· 41

    A. 描　出　41

    B. 穿　刺　41

第4章　大腿神経ブロック　　45

1 神経対象のブロックとコンパートメントブロック ･･････････････････ 45

2 適　応 ･･ 46

3 大腿骨頸部付近の骨折手術 ･･････････････････････････････････････ 48

4 膝関節手術 ･･ 49

5 ブロックの計画とインフォームドコンセント ･･････････････････････ 49

6 大腿神経ブロックの実際 ･･･････････････････････････････････････ 50

    A. 体位と超音波装置の配置　50

    B. ブロックに必要な解剖と体表面のランドマーク　51

    C. プレスキャン：高周波リニアプローブ使用　51

    D. ブロックの準備　53

    E. ブロックの実際　54

    F. 局所麻酔薬投与後　55

    G. 外側大腿皮神経ブロック　56

7 腸骨筋膜下ブロック ･･ 57

    A. 体位と超音波装置の配置　58

    B. 体表面のランドマーク　58

    C. プレスキャン：高周波リニアプローブ使用　58

    D. ブロックの準備　59

    E. ブロックの実際　59

    F. 腸骨筋膜下ブロックのバリエーション　59

8 ブロック後の注意点 ･･ 60

9 記　録 ･･ 60

第5章　腹直筋鞘ブロック　　63

1 解　剖 ･･ 63

2 適　応 ･･ 64

3 ブロックの計画 ･･ 66

4 腹直筋鞘ブロックの実際 ･･･････････････････････････････････････ 66

    A. 体位と超音波装置の配置　66

目　次　vii

B．体表面のランドマークとプレスキャン　66

C．プレスキャン：高周波リニアプローブ使用　68

D．ブロックの準備　68

E．ブロックの実際　68

F．局所麻酔薬投与後　70

5 注意点 ……………………………………………………………………… 71

第**6**章　腕神経叢ブロック　　73

1 腕神経叢の解剖とそれぞれのアプローチの適応 ……………………… 73

2 腋窩アプローチ ………………………………………………………… 74

A．体位と超音波装置の配置　74

B．体表面のランドマーク　75

C．プレスキャン：高周波リニアプローブ使用　76

D．ブロックの準備　77

E．ブロックの実際　77

F．注意点　82

3 鎖骨上アプローチ ……………………………………………………… 83

A．体位と超音波装置の配置　83

B．体表面のランドマーク　83

C．プレスキャン：高周波リニアプローブ使用　84

D．ブロックの準備　86

E．ブロックの実際　86

F．注意点　88

4 斜角筋間アプローチ …………………………………………………… 88

A．体位と超音波装置の配置　89

B．体表面のランドマーク　89

C．プレスキャン：高周波リニアプローブ使用　89

D．ブロックの準備　94

E．ブロックの実際　94

F．注意点　96

5 末梢でのブロック ……………………………………………………… 97

第7章 下肢のブロック（坐骨・閉鎖） 99

1 下肢の神経支配 ……………………………………………………………99
- A．腰神経叢　100
- B．仙骨神経叢　100

2 坐骨神経ブロック ……………………………………………………100
- A．体位と超音波装置の配置　102
- B．体表面のランドマーク　102
- C．プレスキャン：高周波リニアプローブ使用　102
- D．ブロックの準備　105
- E．ブロックの実際　105
- F．注意点　106

3 閉鎖神経ブロック ……………………………………………………107
- A．体位と超音波装置の配置　108
- B．体表面のランドマーク　108
- C．プレスキャン：高周波リニアプローブ使用　108
- D．ブロックの準備　109
- E．ブロックの実際　109
- F．注意点　112

第8章 腹横筋膜面ブロック（TAP ブロック） 113

1 適　応 ……………………………………………………………………113
2 ブロックの計画 ………………………………………………………116
3 TAP ブロックの実際 ………………………………………………116
- A．体位と超音波装置の配置　116
- B．体表面のランドマーク　117
- C．プレスキャン：高周波リニアプローブ使用　118
- D．ブロックの準備　118
- E．ブロックの実際　119

4 注意点 …………………………………………………………………120

第9章 まだ必要？ 胸部硬膜外麻酔 123

1 適 応 123

2 硬膜外麻酔の実際 124

3 超音波によるプレスキャン法 126

4 硬膜外麻酔のポイント 128

5 硬膜外鎮痛の使い方 128

第10章 ブロックを使用した麻酔の実際：まとめ 131

1 ブロック実践の前に考えること 131

2 ブロックの限界を知る 132

　A．アセトアミノフェン、非ステロイド性抗炎症薬（NSAIDs） 132

　B．オピオイド 132

3 術式別麻酔管理の実際 133

　A．大腿骨頸部骨折 133

　B．腹腔鏡下胆嚢摘出術 134

　C．人工膝関節置換術（TKA） 135

4 その他の神経ブロック 136

　A．上肢ブロック 136

　B．下肢ブロック 137

　C．体幹ブロック 140

　D．持続末梢神経ブロック 143

SECTION 第1章 なぜ末梢神経ブロック

　近年末梢神経ブロックが急速に行われるようになりました。それでは、なぜ末梢神経ブロックが必要になったのでしょうか？　理由はいくつか考えられますが、第一は周術期鎮痛の重要性が認識されるようになったことです。

　レミフェンタニルの登場で術中の鎮痛は容易に行えるようになりました。一方で術後には速やかに効果が消失することから別の鎮痛法が必須となります。従来行われていた硬膜外鎮痛は、周術期に抗凝固療法が必要な症例が増えたため適応となる症例が限定されるようになりました。代わりに、オピオイドの全身投与が行われるようになり、アセトアミノフェンの静注薬が登場したことでマルチモーダルな鎮痛が可能となってきました。それらの中で末梢神経ブロックは硬膜外に代わる有用な区域麻酔法として確立してきています。

　次に超音波装置の進歩により末梢神経を確認できるようになったことが挙げられます。10 年前の装置では末梢神経を超音波で同定するのは困難でした。最近の画像処理技術の進歩により超音波ガイド下に末梢神経ブロックが確実に施行できるようになりました（図 1）。

　これらの要因が、近年末梢神経ブロックが注目されるようになった原因と考えられます。さらに、麻酔科医にとって新たなチャレンジの一つとして興味がもたれたのも要因かもしれません。神経ブロックをきっかけに麻酔科領域での超音波の使用は飛躍的に増えました。今や麻酔科医の目として超音波装置はかかせない存在になっています。

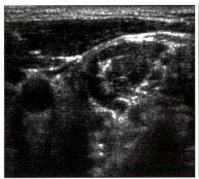 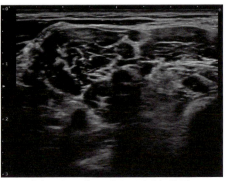

(a) MicroMaxx（富士フィルムメディカル）使用，2008年　　(b) HS-1（コニカミノルタ）使用，2017年

図1　筆者の斜角筋間
10年前にはかろうじて確認することができた腕神経叢が今は明瞭にみることができる．

周術期鎮痛としての末梢神経ブロック（表1）

A. オピオイドとの比較

　オピオイドは周術期の鎮痛法として極めて有用です。手術中は主としてレミフェンタニルが、術後鎮痛にはフェンタニルやモルヒネが使用されます。

　しかし、オピオイドには副作用があります。悪心・嘔吐はオピオイドを使用するうえでは避けられません。手術中の高用量のレミフェンタニルの使用は術後のシバリングの発生と関連があることが報告されています。また、急性耐性により術後痛を増強する可能性もあります。

　末梢神経ブロックはその鎮痛作用にほとんど副作用はありません。極めて安全な鎮痛法といえます。しかし、ブロックされる範囲には限りがあり、手術侵襲が及ぶすべてをカバーできない可能性があります。腹部の手術に対する腹横筋膜面ブロック（TAPブロック）などの体幹ブロックはあくまで皮膚の知覚のみに有効で内臓痛には無効です。オピオイドと神経ブロックの両者をうまく併用することで、副作用の少ない確実な鎮痛を得ることが可能となります。

表1　各種術後鎮痛法の比較

	長　所	合併症	難易度
オピオイド	全身的に作用	呼吸抑制，悪心・嘔吐	易
硬膜外麻酔	局所的に優れた鎮痛効果	硬膜外血腫，感染	やや難
創部浸潤麻酔	簡便	局所麻酔薬中毒	易
末梢神経ブロック	局所的に優れた鎮痛効果	局所麻酔薬中毒	やや難

いずれの鎮痛法も排他的ではなく併用可能．また，非ステロイド性抗炎症薬（NSAIDs）や
アセトアミノフェンの全身投与を併用する．

B. 硬膜外麻酔との比較

　硬膜外麻酔は周術期の鎮痛法として、特に腹部や胸部手術に対しての標準的な鎮痛法として広く使用されてきました。硬膜外麻酔は単独では広範囲の手術を行うことはできませんが、全身麻酔と併用すれば手術中〜手術後の鎮痛を確実に行うことができます。またカテーテルを留置し持続ブロックとすることで長期間の鎮痛を得ることができます。

　一方で硬膜外麻酔では合併症に注意が必要です。硬膜外血腫は稀ではありますが、早期に対応しないと永続的な麻痺を引き起こす重篤な合併症です。このため血小板減少や凝固機能障害、抗凝固療法中の患者では硬膜外穿刺を行うことができません。近年は高リスクの患者が増加し硬膜外麻酔の適応とならない症例が増えてきました。これに加えて開腹手術や整形外科手術では手術後に深部静脈血栓予防の目的で抗凝固療法を行うことが増えてきました。こうして硬膜外麻酔の適応が減少しているのが現状です。

　現在でも問題のない症例の広範な開腹手術に対する鎮痛法としては硬膜外鎮痛が第一選択といえます。しかし、このような開腹手術は減少し腹腔鏡を活用し、開腹するとしてもできるだけ小切開とする傾向が強くなってきました。このような低侵襲の手術に対しては硬膜外鎮痛は過剰であり、神経ブロックとオピオイドの全身投与＋マルチモーダル鎮痛は利にかなった鎮痛法といえます。

C. 局所浸潤麻酔

　局所浸潤麻酔（local infiltration anesthesia：LIA）は手術創部へ局所麻酔

薬を浸潤させる方法です。腹部手術などの創部や膝関節手術などで用いられます。腹部ではカテーテルを留置して持続鎮痛を行うこともできます。外科医にお願いすることになりますが、簡便で合併症も少ないことから広く用いられるようになりました。

末梢神経ブロックとの比較では、局所浸潤麻酔のほうが簡便で合併症が少ないですが、末梢神経ブロックのほうがより少量の局所麻酔薬で広範囲の鎮痛を得ることができます。症例の創部の大きさなどで使い分けるとよいと思います。局所麻酔薬の投与量が多くなるので極量を守り投与後の局所麻酔薬中毒に注意します。将来的にはアメリカで臨床使用されているExparel®のような超長時間作用性（徐放性）の局所麻酔薬が使えるようになれば術後鎮痛の中心となる可能性もあります。

2 超音波装置の進歩

A. 超音波装置の進歩

　超音波ガイド下末梢神経ブロックの普及には超音波装置の進歩も重要な役割を果たしています。以前は末梢神経を超音波で確認することは困難でした。現在の装置では携帯型の装置であっても鮮明に神経その他の構造を確認できます。この進歩にはいくつかの要因があります。

　一つは画像処理技術の進歩です。

　デジタル技術の進歩により装置内での画像処理は高速になりました。針を強調するモードや、リニアプローブでも台形補正を行いコンベクスプローブに近い画像を得ることが可能になりました。神経を描出する設定（プリセット）のノウハウが蓄積されてきたのも高画質化の要因です。

　もう一つは高周波数化です。

　10年前は、リニアプローブの周波数は10〜13 MHzでした。現在では18 MHzのリニアプローブが多く市販されており、より高解像度の画像を得ることができるようになりました。

表2 末梢神経ブロックに関する認定資格

資　格	補　足
日本臨床麻酔学会教育インストラクター	DAM（困難気道管理）と神経ブロックがある
日本区域麻酔学会認定医	2019年より正式申請開始．現在は暫定認定医
日本区域麻酔学会指導医	2020年より申請開始．J-RACEの合格必要

B. 教育体制の充実

　神経ブロックを学ぶ教育体制も充実してきました．以前は神経ブロックを学ぶには学会などに併設して開催されるセミナーを受講するしか方法がありませんでした．競争率は高く，しかもインストラクターのレベルもさまざまでした．

　現在は，日本臨床麻酔学会認定の教育インストラクター制度があり，主要なセミナーは教育インストラクターにより指導されます．セミナーも学会だけでなく，地域単位での開催が増え受講しやすくなりました．

　末梢神経ブロックだけでなく区域麻酔全般を扱う日本区域麻酔学会が設立され年々参加者が増えています．区域麻酔学会では専門医や指導医の精度が整備されつつあり，2019年からは日本区域麻酔検定試験（J-RACE）も始まりました（表2）．

　10年前は末梢神経ブロックを勉強するには英語の教科書やホームページを読むしかありませんでした．その後，日本語の教科書が増え学習しやすくなったのも大きな進歩です（表3）．神経ブロックに必要な解剖を理解するにはタブレット端末で使用できるアプリが有用です（図2）．

 # 区域麻酔の重要性

　我々は以前より全身麻酔に硬膜外麻酔を併用して周術期の鎮痛に利用してきました．さらに末梢神経ブロックを併用することが増えたのですが，これら区域麻酔を全身麻酔に併用する意義は何でしょう．

表3 手元に持っておきたい教科書

書 名	編 者	出版社	コメント
周術期超音波ガイド下神経ブロック	佐倉伸一	真興交易医書出版部	この領域のバイブルとして必携
超音波ガイド下末梢神経ブロック2 実践25症例	森本康裕	メディカル・サイエンス・インターナショナル	超音波ガイド下末梢神経ブロック実践24症例と合わせて読みたい
末梢神経ブロックの疑問 Q & A	上嶋浩順	中外医学社	Q and A形式でポイントをつかめる
Hazic's TEXTBOOK OF Regional Anesthesia	Admir Hadzic	McGrawHill	この領域の世界的な教科書

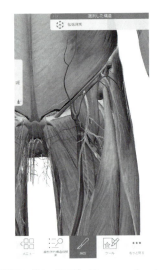

図2 解剖学アプリ（iOS）Human Anatomy Atras
通常の解剖学書と異なり見る角度を変えたり，任意の筋肉を非表示にして下部の構造を確認したりできる．神経ブロックを勉強するには必携．

A. 確実な鎮痛が得られる

術中から術後の確実な鎮痛が得られるということです。そして急性期の確実な鎮痛は、慢性痛への移行を抑制する効果も期待できます。

B. 患者の予後を改善

区域麻酔による鎮痛は、患者の予後を改善する可能性があります。

がん患者の麻酔においてオピオイドは免疫を抑制し、手術後の再発のリスクを高くする可能性があります。一方で痛みは免疫を抑制し同様に手術後の再発のリスクを高めます。区域麻酔による十分な鎮痛はがん患者の麻酔において予後を改善する可能性があります。

Exadaktylos ら[1]は乳房切除術において、セボフルランに胸部傍脊椎ブロックを併用することで術後の再発率が有意に低かったと報告しています。同様の結果は硬膜外麻酔など他の区域麻酔でも報告されています。したがってがん患者の麻酔では区域麻酔をうまく併用してオピオイドの使用量を減らすことが重要です。

C. 全身麻酔不可能な患者の手術が可能

麻酔科医として働いていると、しばしば高リスク患者の麻酔について悩むことがあります。

例えば大腿骨頸部骨折は一般病院では最も多い手術の一つですが、高齢化により高リスクの症例が増えています。高リスク患者の多くは抗凝固療法を行っており、しばしば脊髄くも膜下麻酔の適応とはなりません。そもそも超高齢の骨折患者に対する脊髄くも膜下麻酔は困難です。一方、全身麻酔も心機能の悪い超高齢者に行うのはリスクを伴います。厳密な循環管理を行うために、せいぜい1時間で終わる手術にスワンガンツカテーテルを挿入したり、経食道心エコーで心機能を評価しながら全身麻酔を行うのは過剰な麻酔ともいえます。一方、神経ブロックは患者の心・肺機能に影響することなく手術を行うことができます。

第1章　なぜ末梢神経ブロック

その意味では末梢神経ブロックは麻酔科医の選択を広げてくれる有用なオプションです。

知識と技術の広がり

　麻酔管理以外に、末梢神経ブロックを実践するメリットは知識と技術の広がりです。全身麻酔に術後はオピオイドの全身投与といった麻酔管理では、施設のマニュアルに準じて行えば担当麻酔科医が考える部分はそれほどありません。一方、末梢神経ブロックを主体とした麻酔管理では、個々の症例に対して自分でブロックの計画とその他の麻酔管理を組み立てる必要があります。うまく麻酔管理できればこれまでよりも質の高い周術期管理が可能ですが、間違えると患者に迷惑がかかる可能性もあります。その分、担当麻酔科医に知識と技術を要求するのがメリットでありデメリットでもあります。

A. 解剖の知識

　末梢神経ブロックを使った術中・術後の鎮痛計画には解剖の知識が重要です。ブロックをする部位の骨、筋肉、血管などの走行はもちろん、適切なブロックの選択には神経の走行や神経支配の知識が重要です。
　解剖以外に手術の術式についても知識が必要です。皮膚切開はどこか？　手術操作に関与する筋肉は？　一般的に○○手術にはこのブロックを選択するというのはありますが、実際には施設によって手術法は異なります。非常に小さな創で低侵襲で行う施設と、大きく切開して多くの組織が手術に巻き込まれる施設ではブロックの適応も違ってきます。一般的な術式の理解と自施設で行われている手術の理解、それに基づくブロック計画を自分で考える必要があります。

B. 神経ブロック以外の超音波の使用

　超音波ガイド下神経ブロックの手技を応用すれば、その他の領域での穿刺や

表 4　区域麻酔領域の学会

学会名	略　号	ホームページ
European society of Regional Anesthesia and Pain Medicine	ESRA	https://esraeurope.org/
American Society of Regional Anesthesia and Pain Medicine	ASRA	https://www.asra.com/
The New York School of Regional Anesthesia	NYSORA	https://www.nysora.com/
日本区域麻酔学会	JSRA	http://www.regional-anesth.jp/

診断も可能となります。以前は麻酔管理のみ行っている麻酔科医に画像診断能力はあまり必要なかったのですが、日々超音波を使っていると自然と多くの組織の解剖が分かるようになり CT や MRI の診断能力がついていきます。

　鎖骨上での腕神経叢ブロック後は超音波で気胸の有無を確認しましょう。

　肥満患者の脊髄くも膜下麻酔では穿刺前の超音波によるプレスキャンは穿刺部位の同定や硬膜までの深さの推定に有用です[2]。また、中心静脈穿刺や末梢動静脈へのカテーテル挿入は神経ブロック手技応用のよい機会です。これらの手技に習熟することで神経ブロックの手技のトレーニングにもなります。できるだけ多くの手技を超音波ガイド下で行うようにしましょう。

C. 海外へ

　末梢神経ブロックの分野はまだまだ発達段階です。新しいブロック手技が次々に発表されています。日本語の論文や症例報告は査読から掲載までの時間がかかることもあり、英文の論文（雑誌）はできるだけチェックしておきたいところです。

　Regional Anesthesia and Pain Medicine（RAPM）はこの領域の最も重要な雑誌です。RAPM を読むには ESRA あるいは ASRA に入会する必要があります（表 4）。ESRA や ASRA の会員になるとそれぞれのホームページからも学会での講演など必要な情報を得ることができるので、どちらかの学会に入っておくことを勧めます。日本人が多く参加しているのは ESRA のほうです。その他、NYSORA もホームページが充実しています。

　これらの学会はそれぞれ年次集会やその他ワークショップを開いています。

第 1 章　なぜ末梢神経ブロック　009

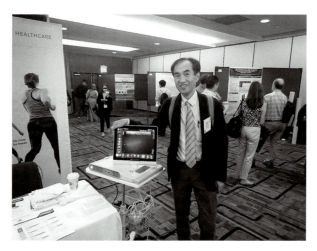

図3 NYSORA 年次集会(2017年)に参加中の筆者
(ニューヨーク市,ヒルトンホテルにて)

　自信がついてきたらぜひ海外の学会に参加してハンズオンワークショップなどに参加してみて下さい。国際交流が盛んで海外のエキスパートとも気軽にコミュニケーションが取れるのもこの分野の特徴です(図3)。

【 文　献 】

1) Exadaktylos AK, Buggy DJ, Moriarty DC, et al. Can anesthetic technique for primary breast cancer surgery affect recurrence or metastasis? Anesthesiology 2006 ; 105 : 660-4.
2) Morimoto Y, Ihara Y, Shimamoto Y, et al. Use of ultrasound for spinal anesthesia in a super morbidly obese patient. J Clin Anesth 2017 ; 36 : 88-9.

SECTION 第2章 知っておきたい基礎知識

1 超音波装置

A. 装置の選択

　超音波ガイド下末梢神経ブロックにはまず超音波装置が必要です。装置にはいろいろな種類がありますが何を用意したらよいでしょう。

　どのような装置であれ、まずリニアプローブが必要です。手術室で使っている汎用型の装置でもリニアプローブが付いていれば神経ブロックに使える可能性があります。腹部をみるのに使うコンベックスプローブは深部のブロックでは使用できますが、多くの体表面のブロックには使えません。

　リニアプローブが付いた装置があったら大丈夫でしょうか？ 超音波装置には必ず対象に応じた最適の画像の条件（プリセット）があります。「腹部」とか「血管」といったものです。この中に「神経」あるいは「Nerve」といった条件があれば問題ありません。ない場合はメーカーに問い合わせてみましょう（図1）。

■ 携帯型装置

　それではよく神経ブロックに使用されている携帯型超音波装置のメリットは何でしょう。

① コンパクトで手術室での使用の邪魔にならない

　コンパクトであるということは設置場所の自由度も上がります。また、部屋から部屋へ移動する必要もあるので便利です。

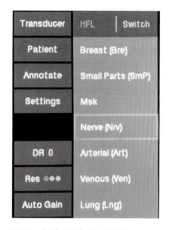

図1　超音波装置のプリセット
目的とする対象によって画質の設定（プリセット）を切り替える．神経ブロックでは通常 Nerve を選択する．

② 神経の描出に優れている

　携帯型装置のうち富士フィルムメディカル、GE、コニカミノルタの装置は長年神経ブロックに使用されてきました（図2、3）。この間のフィードバックにより神経や針の描出に優れています。これは麻酔科での神経ブロックに適した設定（プリセット）をもっているということです。もし新しく神経ブロック用の装置を購入するのであればこれらのメーカーより選ぶべきです。

③ 立ち上がりが早い

　エコー室のようにずっと装置の電源を入れておいて使用する場所とは異なり、手術室では装置の電源のオンオフが頻回にあります。通常携帯型の装置は汎用の装置よりも電源オンからの立ち上がり時間が早くなっています。デモで試用するときは、画質だけでなく立ち上がり時間にも注目しましょう。

④ バッテリーで使用可能

　手術の任意の場所に設置して使用することを考えると、バッテリーで使用することが多くなります。また、病棟や救急外来での使用時も同様です。

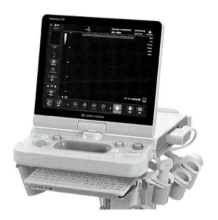

図2　コニカミノルタ製超音波装置 SONIMAGE HS-1
コニカミノルタ製の装置は特に整形外科領域で評価が高い．

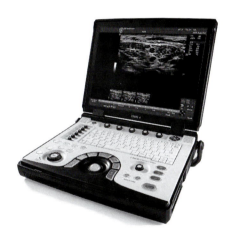

図3　GE製超音波装置 LOGIQ E premium
GEの超音波装置は多数あるが超音波ガイド下神経ブロックに最も適しているのは本機であり，特にコンベクスプローブの描出に優れる．

第2章　知っておきたい基礎知識　013

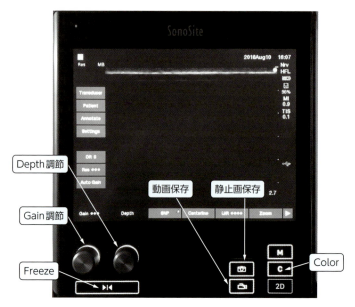

図4 富士フィルムメディカル製ソノサイト SII の操作パネル
SII はタッチパネル操作で最小限の操作で使用が可能.

B. 装置の使用法

装置を準備したら次はその性能をフルに発揮する必要があります。まずは取扱説明書を読んで使用法に習熟しましょう。

覚えないといけないのはいくつかのボタン操作です（図4）。

① Color（カラードプラー）

血管の同定に使用します。拍動性の部位や連続性のある低エコー性の部位がみつかれば必ず使用し血管を同定します。ブロック針の刺入経路に血管がないことを確認するのも重要です（図5）。

② Depth（深さ）（表1）

画像の最深部までの距離です。施行するブロックによりある程度同じ深度に調節してプレスキャンを開始します。プレスキャンのときには少し深めまで観察し、実際のブロック時にはやや浅めに調節しましょう。

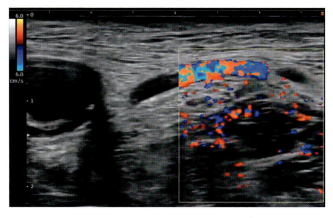

図5　カラードプラーによる血流の確認
大腿神経の同定後カラードプラーを使用したら，神経の上に動脈（大腿回旋動脈）が走行していた症例．ブロック部位の決定後は必ず刺入経路に血管が走行していないことを確認する．

表1　初期の深さの目安

部　位	深さ（cm）
大腿神経ブロック	3
腹直筋鞘ブロック	3〜4
腕神経叢ブロック斜角筋間アプローチ	3
腕神経叢ブロック鎖骨上アプローチ	3
腕神経叢ブロック腋窩アプローチ	2〜3
坐骨神経ブロック膝窩アプローチ	2〜3
閉鎖神経ブロック	4〜5
TAPブロック	4

TAPブロック：腹横筋膜面ブロック

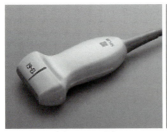 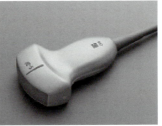

(a) リニア型　　　　　(b) コンベクス型

図6　リニアプローブとコンベクスプローブ

③ Gain（感度）

　多くの機種は自動調整されますが、適宜調節します。また、プローブカバーを使用するとプレスキャン時とは条件が変わりますので再調整します。

④ Freeze（画面静止）

　画面を静止した状態で、画像の保存や計測を行います。ブロックの前後で画像を保存する癖をつけましょう。

⑤ Save（保存）

⑥ Unfreeze（画面静止解除）

C. プローブ

　神経ブロックを適切に行うには、目的のブロックに適したプローブを選択する必要があります。

（注：英語ではprobeであるので日本語ではプローベと表記するのが正しいと思われるが、プローブという表現が一般的なので本書ではプローブとする）

■ 種　類

　まず、プローブの種類としては、リニア型、コンベクス型が神経ブロックに使用されます（図6）。リニア型にはさらに小型のホッケースティック型や幅の狭いマイクロリニア型があります。コンベクス型にも幅の狭いマイクロコンベクス型があります。心臓超音波検査で用いられるセクタ型は神経ブロックでは用いられません。通常のブロックではリニア型が使用されますので、まずリ

ニア型の使用に習熟しましょう。

ii 周波数

　次に周波数です。使用する周波数が高くなるほど、高解像度となりますが、減衰が大きくなるので浅部しか描出できません。一方、周波数を低くすると解像度は低くなりますが、深部まで到達することができます。一般的に、プローブは2〜3種類の周波数を切り替えて使うことができるようになっています。

　浅部のブロックでは 13〜18 MHz の高周波リニアプローブを用います。ブロックする神経が2〜3 cm まではそのプローブの最高周波数を、さらに深部では周波数を少し低くします。深部のブロックではリニア型よりも広範囲を描出できるコンベクス型がよいでしょう。

iii 幅

　プローブの横幅は 40 mm 程度が一般的です。より幅の狭いホッケースティック型やマイクロリニア型は血管穿刺や浅部のブロックに適しています。

2 針

A. 神経ブロック針

　針は通常先端が鈍になった神経ブロック針（先端角 30°〜45°）を用います。一般的な針である鋭針（先端角 15°）と比べ鈍針のほうが神経の損傷による神経障害が少ないといわれています（図7）。実際に針先が神経に当たったときに鈍針では神経内へ針先が入ることは少なく患者が放散痛を訴えることも少ないですが、鋭針では容易に神経内へ進入し、またわずかに神経に当たっただけでも放散痛を訴えます。基本的には神経ブロックには鈍針の神経ブロック針を用いるべきです。

　一方、鈍針では皮膚や筋膜を貫くときの抵抗が大きくなります。腕神経叢ブロックなどではしばしば針の操作が困難となります。切れのよい鋭針のほうが

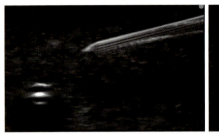 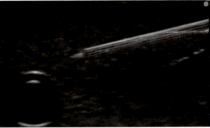

(a) 神経ブロック針　　　　　　　　(b) カテラン針

図7　神経ブロック針とカテラン針の先端形状の違い

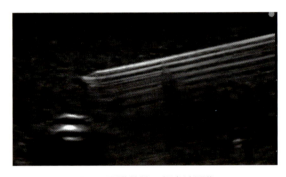

図8　硬膜外針の超音波画像

思ったように針が進むので針の操作自体は容易です。神経ブロック針の針先の角度にはいろいろあるので鋭針と鈍針の間で自分の使いやすい針をみつけていくとよいでしょう。特に小児では鈍針では皮膚や筋膜を貫く抵抗が大きいので鋭針を使う頻度は高くなります。

　腹横筋膜面ブロック（TAPブロック）や傍脊椎ブロックなどコンパートメントに局所麻酔薬を投与するブロックでは、硬膜外針（Tuohy針）が先端がみやすく使いやすいです（図8）。

　針の長さは皮膚から目標までの距離＋αが目安です。長すぎる針はたわんで刺入しにくくなります。しかし、手術室内に複数の針を準備することは困難です。1本で多種のブロックに対応するには少し長めの針を常備するほうがよいかもしれません。

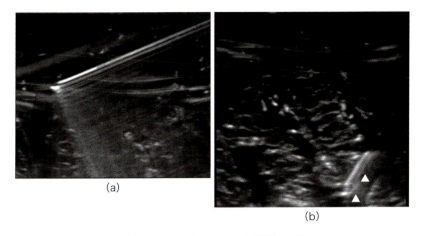

図9　エコーゲニック針の超音波画像
プローブに平行に近い（a）では効果が分かりにくいが，角度のついた（b）では先端の加工部分（△）のみが視認できる．

　針の太さは痛みや血管穿刺など合併症の可能性を考えると細い針がよいですが、超音波での視認性や針の操作性を考えると太めの針を選択したいところです。神経をターゲットとするブロックでは 22 G 程度、全身麻酔後にコンパートメントへ注入するブロックでは 20 G 程度を用います。

　針には単純な針と神経刺激に対応した神経刺激針の 2 種類があります。神経刺激を予定している場合は神経刺激針を用います。神経刺激針は針の表面が絶縁されており針先にのみ伝導性があります。神経刺激装置への線と刺激装置を接続して使用します。

B. エコーゲニック針

　神経ブロック針の多くは超音波の反射を高める加工がなされています。これらの加工は特に深部のブロックの際に針の視認性を高める効果があります（図9）。針により針先が強調されるもの、針全体が強調されるものがありますので使用する針の特性を確認して穿刺します。また、いくらエコーゲニック針を使用しても超音波ビームから針が外れていては針はみえません。正確な穿刺が一番重要です。これは超音波装置の針強調機能についても同様です。

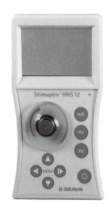
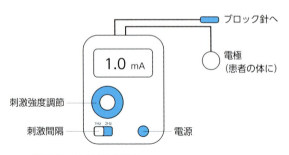

図10　神経刺激装置

C. 神経刺激装置（図10）

　神経刺激はすべてのブロックで必須ではありませんが、神経を目標とするブロックでは適応となります。

　初期の刺激電流を 0.5〜1.0 mA に設定し、目的の筋肉群の運動反応が得られるまで針を神経に向けて進めていきます。目標の手前であっても刺入線上に他の神経があれば目的外の筋肉の収縮が得られます。

　例えば腕神経叢ブロック斜角筋間アプローチでは、外側から穿刺した場合に肩甲背神経と長胸神経が刺入経路上にあります[1]。また針先が前斜角筋まで進むと横隔神経の収縮が起こることもあります。したがって神経刺激を併用することでこれらの神経損傷を防いだり、不適切な部位での局所麻酔薬投与を避けることができます。

表2　神経ブロックに使用する局所麻酔薬

	メピバカイン	ロピバカイン	レボブピバカイン
使用濃度（％）	1〜2	0.25〜0.75	0.15〜0.5
作用発現時間（min）	20	20〜30	20〜30
鎮痛持続時間（hr）	3〜8	6〜12	6〜24
極量	4.5 mg/kg	3 mg/kg	3 mg/kg

3 局所麻酔薬

A. 使い分け（表2）

　局所麻酔薬はいくつかありますので用途によって使い分けます。

　ポイントは、術中のみの鎮痛でよいのか？　術後長時間の鎮痛が必要なのか？　という点と、神経ブロック単独で手術を行うのか？　全身麻酔と併用するのか？　という点です。

　短時間での単純な手術で長時間の鎮痛が必要ない場合は短時間作用性の局所麻酔薬を使用します。例えば指の骨折に対するピンニングなどで日帰り手術の場合です。長時間必要以上にブロック効果が持続すると逆に患者のQOLを低下させる可能性もあります。術後鎮痛が非ステロイド性抗炎症薬（nonsteroidal anti-inflammatory drugs：NSAIDs）の内服でコントロールできるのであれば長時間のブロック効果は必要ありません。

　一方、同じ局所麻酔薬でも濃度によって作用が異なります。感覚神経のみの鎮痛でよければ低濃度を、運動神経まで遮断するには高濃度を用います。神経ブロック単独で手術するには運動神経までブロックできる高濃度を用います。このほうが作用発現までの時間も短くなります。鎮痛は十分でも筋肉に力が入る状態では手術はやりにくいですし、例えばせっかく縫合している靱帯が患者が動いたために切れてやり直しという可能性もあります。一方、全身麻酔と併用して術後鎮痛に使用する場合は低濃度で感覚神経を中心とした効果を狙います。不必要に高濃度にすると、術後の患者の離床を遅らせたり、QOLを低下

させるだけでなく、同一肢位が長時間持続することにより神経障害を起こす危険があります。

B. レボブピバカイン（ポプスカイン®）

レボブピバカインは全身麻酔と併用して術後鎮痛目的で使用する場合に最も用いられる長時間作用性局所麻酔薬です。局所麻酔薬としての効果はブピバカインと同等です。

術後鎮痛目的では0.25%程度、単独での麻酔では0.5%程度を使用します。

C. ロピバカイン（アナペイン®）

ロピバカインはレボブピバカインと同様に術後鎮痛目的で使用されます。麻酔効果はレボブピバカインと比べてやや弱く、0.375%ロピバカインが0.25%レボブピバカインとほぼ同等です。ブロック効果持続時間はやや短くなります。

D. メピバカイン（カルボカイン®）

メピバカインは最も使用される短時間作用性局所麻酔薬です。単独での麻酔では1.5〜2%を、感覚神経遮断のみであれば1%を使用します。リドカインもほぼ同等に使用できます。

E. 局所麻酔薬の混合

局所麻酔薬を使用する場合、長時間作用性と短時間作用性の2種類を混合することがあります。

この場合期待される効果は、短時間で作用が発現して長時間効くのではないかということです。しかし実際にはそうなりません。局所麻酔薬単独で考えると、別の局所麻酔薬と混合されたことにより濃度が下がっています。このため作用発現時間は長めになり、また作用持続時間も短くなります。したがってどっちつかずの効果しか得られません。もし作用発現時間を短く、しかも長時

表3 局所麻酔薬に添加して効果が期待できる薬物

添加薬	期待される作用
メイロン	作用発現が早まる 沈殿する局所麻酔薬がある
オピオイド	ブプレノルフィンが最も効果的
デクスメデトミジン	作用延長効果はあるが徐脈になる

間作用させたいのであれば単純に高濃度の長時間作用性局所麻酔薬を使用したほうが合理的です。

4 局所麻酔薬への添加薬

　局所麻酔薬に別の薬物を少量添加することで局所麻酔薬の作用発現を早めたり、持続時間を長くすることが可能です。

　アドレナリンは以前より局所麻酔薬に添加されてきた薬物です。その血管収縮作用により局所麻酔薬の吸収を抑制して局所麻酔薬の効果を延長します。また、血管内への移行を抑制することは局所麻酔薬中毒を起こしにくくする作用も期待できます。現在使用されているロピバカインやレボブピバカインのような長時間作用性の局所麻酔薬では単独での作用時間が長いことから添加による効果はほとんどありません。

　ステロイドも局所麻酔薬の作用を延長する効果が期待できます。中でもデキサメタゾンが最も効果的であることが報告されています。ただその作用機序は明らかではありません。投与量としては4 mgが適当とされています。デキサメタゾンは全身投与でも局所麻酔薬の作用延長効果が報告されています。ただ、8 mgの投与では全身投与と局所麻酔薬添加での効果に差はないですが、4 mgでは局所麻酔薬添加のほうがやや有効のようです。現状ではデキサメタゾンを局所投与することの安全性については結論が出ておらず、個人的には術後悪心・嘔吐の予防も兼ねて4 mg（国内で使用されているデキサメタゾン製剤では3.3 mg）を全身投与が妥当と考えています。このほか、局所麻酔薬に添加して効果が期待できる薬物を表3にまとめました。

5 局所麻酔薬中毒 (表4)

　局所麻酔薬中毒には常に注意が必要です。末梢神経ブロック後の局所麻酔薬中毒にはいくつかのタイプがあります。

A. 超急性

　腕神経叢ブロック斜角筋間アプローチや星状神経節ブロックで起こる椎骨動脈や総頚動脈への誤注入です。中枢神経系の濃度が一気に上昇し痙攣を来します。投与量にもよりますが、脳内濃度の低下により軽快します。呼吸補助を行い、継続する痙攣に対してはジアゼパムを投与します。

B. 即時型

　血管内への局所麻酔薬の誤注入により起こります。投与後1分くらいから発症します。症状は意識レベルの低下と循環虚脱が同時に起こります。ただちに酸素投与と気道確保を行い、対応チェックリストに従って治療します。

　局所麻酔薬の血管内注入を防ぐには、超音波画像上で局所麻酔薬の広がりを確認しながら少量ずつ投与することが重要です。

C. 遅延型

　組織へ注入された局所麻酔薬が緩徐に吸収され、手のしびれ感や多弁などの症状から、意識障害さらに循環虚脱へと進行する可能性があります。初期症状で局所麻酔薬中毒を疑ったら、対応チェックリストに従って治療します。軽症と思っても、症状がどこまで進行するか分からないので早期より脂肪乳剤を投与して重症化するのを予防する必要があります。

　遅延型の局所麻酔薬中毒を防ぐには、使用する局所麻酔薬の極量を守ることが第一です。また、神経ブロック後に局所麻酔薬濃度が最高に達するのに30分程度かかるので、手術終了時にブロックした場合は手術後の患者の状態にも

表 4　局所麻酔薬中毒対応チェックリスト

☐ 局所麻酔薬中毒時の薬物療法は他の心停止とは異なる
　・アドレナリン投与量を 1 μg/kg 以下に
　・バソプレシン，カルシウム拮抗薬，β遮断薬，他の局所麻酔薬を投与しない

☐ 局所麻酔薬の投与を中止

☐ 助けを呼ぶ
　重篤な局所麻酔薬中毒が疑われれば脂肪乳剤の投与を考慮
　局所麻酔薬中毒対応キットの準備
　人工心肺が使用可能な施設に連絡する

☐ 気道管理
　100% 酸素で換気/過換気を避ける/必要なら高度な気道確保を

☐ 痙攣のコントロール
　ベンゾジアゼピンを推奨
　循環不安定な症例ではプロポフォールは避ける

☐ 低血圧と徐脈の対応—もし脈が触れなければ心肺蘇生開始

☐ 20% 脂肪乳剤の使用
　（正確な量と流量にはこだわらない）

☐ 体重 70 kg 以上
　100 mL を急速ボーラス投与（2～3 分かけて）
　その後 200～250 mL を 15～20 分で持続投与

☐ 体重 70 kg 未満
　1.5 mL/kg を急速ボーラス投与（2～3 分かけて）
　その後理想体重で 0.25 mL/kg/min で持続投与

☐ 患者が不安定なままなら
　・再度ボーラス投与をし持続投与量を 2 倍にする．投与量は 12 mL/kg を超えないように
　・総投与量は蘇生処置が 30 分以上になると 1 L 近くになる

☐ モニタリングを継続
　重症の局所麻酔薬中毒治療後少なくとも 4～6 時間
　軽症であれば少なくとも 2 時間

☐ 脂肪乳剤の総投与量は 12 mL/kg を超えない（特に小柄な成人や小児では注意）
　通常の局所麻酔薬中毒の治療ではより少ない量で十分

(Neal JM, Woodward CM, Harrison TK. The American Society of Regional Anesthesia and Pain Medicine checklist for managing local anesthetic systemic toxicity : 2017 version. Reg Anesth Pain Med 2018 ; 43 : 150-3 より引用)

注意が必要です。

D. 局所麻酔薬中毒対応チェックリスト

　局所麻酔薬中毒への対応は日本麻酔科学会のガイドライン（http://www.anesth.or.jp/guide/pdf/practical_localanesthesia.pdf）あるいは ASRA（米国区域麻酔学会）から発表されている対応チェックリストに従います。両者は脂肪乳剤の有用性では一致していますが、ASRA のチェックリストではアドレナリンの投与量減量が強調されているのに対して日本麻酔科学会のガイドラインは通常量を推奨しています。

　ポイントは脂肪乳剤の投与です。血管内へ投与された脂肪乳剤に局所麻酔薬が取り込まれて、局所麻酔薬の血中濃度が低下し、心臓や中枢神経系の局所麻酔薬濃度が低下することにより症状を改善すると考えられています。このため末梢神経ブロックを行う手術室では脂肪乳剤を少なくとも 100 mL は常備しておく必要があります。とりあえず 100 mL の急速投与を開始し、追加の脂肪乳剤を確保します。

6 神経障害 (表5)

　末梢神経ブロックによる神経障害の頻度はブロックの種類や報告により差が大きく一概にはいえません。2007 年の総説[2]では脊柱管内ブロックと比べ、末梢神経ブロックでは神経障害の頻度は多かったものの永続的なものは少なかったとされています。

　神経ブロックを行うのに注意が必要な患者としては、術前より明らかな神経障害の存在する患者です。糖尿病や腎不全などでは神経障害が潜在的に存在する可能性があり同様に注意が必要です。術前より末梢神経障害の存在する患者が、さらに末梢に障害が加わることで新たに障害が発生することを double crush syndrome といいます。

　末梢神経ブロック自体で神経障害を起こす機序としては神経内注入があります（図11）。特に神経束内注入は危険です。神経束内注入を避けるには、神経

表5 神経刺激と誘発される動き

部位	神経	誘発される動き
腕神経叢	正中神経	手首の屈曲・回内
	橈骨神経	手首，手指の伸展
	尺骨神経	手首屈曲
	筋皮神経	肘関節屈曲
下肢	大腿神経	膝関節伸展
	閉鎖神経	股関節内転
	坐骨神経	足関節背屈・底屈
	脛骨神経	足関節底屈
	腓骨神経	足関節背屈

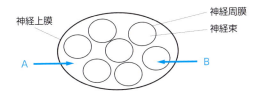

図11 神経内注入

末梢神経は，疎な神経外膜の中に，神経周膜に包まれた神経束が存在する．神経周膜の外への注入（A）は比較的安全だが，神経束内注入（B）は注入圧が非常に高くなり神経障害を起こす．

刺激の併用と注入圧のモニタリングがあります。

　神経刺激はまず 0.5 mA 以上で開始します。筋肉の収縮がみられたら 0.2 mA まで下げます。0.2 mA でも収縮がみられれば神経束内注入が疑われます。逆に強すぎる刺激は針先と神経との距離が遠くても反応がみられるためブロック失敗の原因になります。

　注入圧は 15 psi 以下が推奨されています。これ以上高いときは神経束内注入が疑われます。ただ国内には簡便に注入圧をモニターできる機器はないので注入者の手の感覚に頼る必要があります。

表6 神経ブロックと注意すべき合併症

ブロック	注意すべき合併症
腕神経叢ブロック斜角筋間アプローチ	横隔神経麻痺
腕神経叢ブロック鎖骨上アプローチ	気胸
腕神経叢ブロック腋窩アプローチ	局所麻酔薬中毒
大腿神経ブロック	術後の転倒
腹直筋鞘ブロック	腹腔内臓器損傷
TAPブロック	腹腔内臓器損傷
PECSブロック	気胸

PECSブロック：pectoral nerves block

7 その他の合併症 (表6)

　局所麻酔薬中毒やブロックによる神経障害以外に神経ブロックの手技に伴う合併症に気をつける必要があります。超音波ガイド下神経ブロックは合併症のリスクを減らすハズですが現在のところ明らかなエビデンスはありません。ブロックの施行にあたってはリスクとベネフィットをよく検討することが重要です。

　このほか、穿刺による出血や血腫の形成のリスクがあります。穿刺前には患者の出血傾向や抗血小板薬・抗凝固薬の内服をチェックします。

　血小板薬・抗凝固薬の内服については日本麻酔科学会のガイドラインに従って休薬します（http://www.anesth.or.jp/guide/pdf/guideline_kouketsusen.pdf）。

【文　献】

1) Hyungtae K. 腕神経叢ブロック斜角筋間アプローチの注意点．森本康裕編．超音波ガイド下末梢神経ブロック2実践25症例．東京：メディカル・サイエンス・インターナショナル；2016. p.67-70.
2) Brull R, McCartney CJL, Chan VWS, et al. Neurologic complications after regional anesthesia : contemporary estimates of risk. Anesth Anal 2007 ; 104 : 965-74.

SECTION 第3章 実践の基本

1 プローブ操作の基本

　それでは実践です。具体的にプローブ操作について学びます。
　まず選択したプローブのオリエンテーションマーカーの位置を確認します。プローブの側面にくぼみなどで印が付いているのがそれです（図1）。オリエンテーションマーカーの側が画面ではオリエンテーションインジケーター（図2）のある側と一致します。これらを認識していないと画面の左右や針の進入側が認識できません。オリエンテーションインジケーターを左右どちらにするのかは施設内で統一しておく必要があります。本書ではオリエンテーションインジケーターを右に、そして針が右側から出てくるように、つまりオリエンテーションマーカーのある側より穿刺するように表示します。

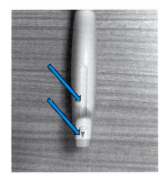

図1　超音波プローブのオリエンテーションマーカーの例（コニカミノルタ）
側面のくぼみと印がマーカーになっている．

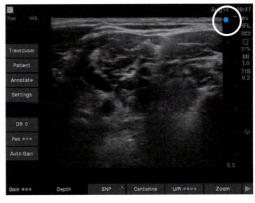

図2　超音波画面上のオリエンテーションインジケーターの例（富士フイルムメディカル）

第3章　実践の基本　029

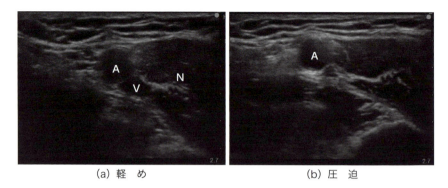

(a) 軽め　　　　　　　　　　　(b) 圧迫

図3　Pressure の例：腕神経叢ブロック腋窩アプローチ
軽くプローブを当てた状態では静脈（V）がみえている．圧をかけることで静脈が虚脱し，腋窩動脈（A）と筋皮神経（N）がより浅くなる．

　左右を決めたら次にプローブを持ちます。穿刺を利き手で行うのでプローブは利き手の反対、右利きであれば左手で持つことになります。持ち方に決まりはありません。しっかり把持できて、しかも指が針の刺入の邪魔にならないように持ちます。
　プローブ操作では、PARTという考え方が推奨されています。
P：Pressure
A：Alignment
R：Rotation
T：Tilt

A. Pressure

　プローブを患者に当てる際に、ある程度の圧で患者に押しつけることです。これにより、
①プローブの固定がよくなる。
②静脈が虚脱
③目標までの距離が短縮
などの効果が期待できます（図3、4）。一方、押しつけすぎると局所麻酔薬の広がりが悪くなる場合もあります。

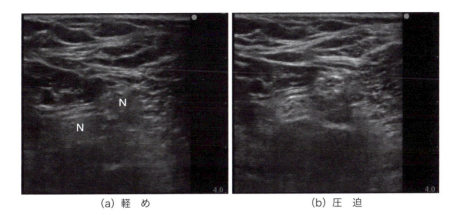

(a) 軽め　　　　　　　　　(b) 圧迫

図4　Pressure の例：坐骨神経膝窩アプローチ
圧迫することで神経が浅くなりみえやすくなる．
N：坐骨神経

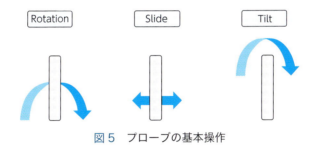

図5　プローブの基本操作

B. Alignment（図5）

　プローブの中枢側あるいは末梢側へのスライド（Slide）操作です。神経の同定はプローブを置いた1点のみでは困難でも、末梢や中枢へプローブを動かす（Slide）ことで、同定が容易になります。神経の走行を確認したり、最適な穿刺部位の決定にも使用します。

C. Rotation（ローテーション）

　プローブの回旋操作です。短軸像から長軸像への変換に使用します。神経に対しては通常短軸像を描出します。局所麻酔薬の投与後は短軸から長軸に変えて局所麻酔薬の長軸での広がりを確認するのは重要です。また、短軸で神経の同定が困難な場合は長軸にし、連続的にみえる高エコー性の構造を確認することで同定できる場合があります。一方、カテーテルを留置する場合は神経の下に長い距離を留置するためにやや斜位にすることがあります。これらを可能にするには短軸で神経を画像の中心に置いて、斜位や長軸に変えるローテーション操作が必要です。

D. Tilt（チルト）

　超音波でターゲットを最も明瞭に描出するにはターゲットに対してビームを垂直に当てることが重要です。このためにはプローブを皮膚に垂直ではなく、神経の走行を考えて角度を調節する必要があります（チルト）。最も神経が明瞭に描出できる角度が分かったらその角度で針を穿刺します（図6）。

2　穿刺の実際

A. 体　位

　まず穿刺しやすい体位を考えます。ベッドの高さはもちろん、必要に応じてベッドの傾きも調節するのがコツです（図7）。
　高さは、自分の目、穿刺部位と超音波装置の画面ができるだけ一直線になるようにします。上からみたとき、および横からみたときの高さもできるだけ一致させると少ない視線移動で穿刺を行うことができます。このためには、ベッドの傾きも重要です。

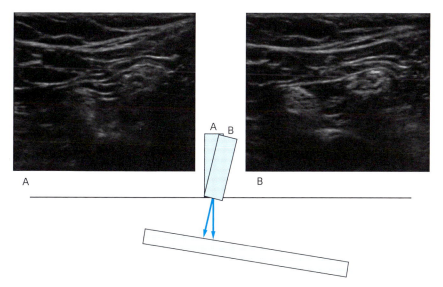

図6　チルトの例：坐骨神経膝窩アプローチ
坐骨神経は膝窩部で最も浅く，大腿に向かって深くなる．プローブを皮膚に直角（A）ではなく，やや頭側に倒す（B）ことで超音波ビームが神経に直角に当たりより鮮明な神経の画像を得ることができる．

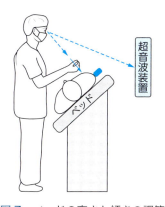

図7　ベッドの高さと傾きの調節
超音波画面と穿刺部が最小限の視点移動で確認できるように機器とベッドの高さ，傾きを調節する．

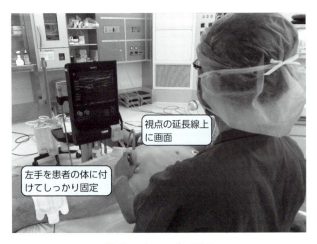

図8 プローブの固定
プローブを持っている手は患者の体やベッドを利用してしっかりと固定する.

　腹横筋膜面ブロック（TAPブロック）のように両側ブロックが必要な手技では両側を同じ体位で行います．片側を行ったら，超音波装置を反対に移動して左右を同じ状態でブロックします．初心者のうちは手間をかけてもより容易にブロックできる方法を考えるべきです．

B. プローブの固定

　神経を描出して，ブロックに最適の画像が得られたらしっかりとプローブを持っている手を固定します．固定が悪いとブロック針を穿刺したときにプローブが動いてしまい，目標を見失う可能性があります（図8）．
　まず，椅子に座ることを考えてみましょう．上肢や下肢のブロックの多くで座った状態でブロック可能です．
　立った状態でブロックする場合は，背中が丸くならないようにしっかりとベッドを高くするのがコツです．その状態で，プローブを持っている手の小指側を患者の体に固定してプローブを保持します．
　自分がブロックしている姿勢は手術室の監視カメラの保存映像などで時々チェックしましょう．自分では背筋を真っ直ぐにしているつもりでも背中が曲がっていたり，窮屈な姿勢でブロックしていたりします（図9）．きちんとし

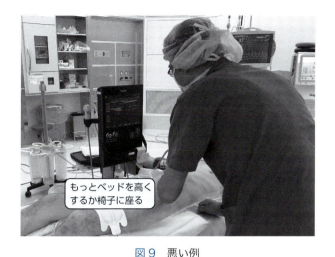

図9 悪い例
ベッドが低すぎると背中が曲がってしまう．ベッドをより高くするか椅子に座るべき．

た姿勢はすべての針系の手技で最も重視したいポイントです。

C. 針の穿刺

　刺入ルートの検討は重要です。プローブに近い位置から刺したほうが刺入部の見極めは容易です。一方、プローブからやや離して針をプローブに平行に、つまり超音波ビームに垂直に針を進めたほうが針の視認性はよくなります（図10）が、刺入点の決定が難しくなる欠点があります。浅部のブロックは、プローブの近くから穿刺しても針がプローブに平行に向かうため初心者がまず行うのに適しています。具体的には大腿神経ブロックや腹直筋鞘ブロックなどです。

　針の視認性をよくするのに、もう一つ考えておくべきことは目標の位置です。画面の中央ではなく穿刺部からやや反対側におくと視認性がよくなります（図11）。

　プレスキャンで神経がしっかりと同定できたら、穿刺に移ります。穿刺では清潔操作を心がけます（消毒、手袋装着、プローブの清潔カバー）。

　プレスキャンと同様の画像が得られたらまず局所浸潤麻酔を超音波ガイド下

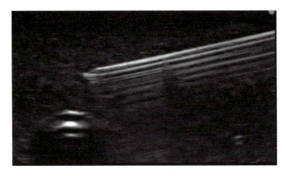

図10 針がプローブに平行に刺入したときの見え方

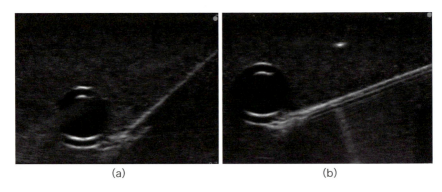

図11 深部の目標へのアプローチ法
(a) 針を深部に向けると超音波の反射が弱くなり（超音波ビームと針の方向が平行に近くなる），針がみえにくくなる．
(b) 目標を刺入の反対方向におき，針をプローブのやや外側から穿刺することで視認性を改善できる．

に行います。局所浸潤麻酔は刺入部の麻酔と試験穿刺を兼ねています。穿刺部から目標までの針の刺入経路は適切か？ を確認します。

実際の針の刺入では、針を刺す手元をしっかりとみてプローブのど真ん中を刺し、プローブと同じ向きに針を少し進めます（図12）。ブロック針は鈍なので穿刺がうまくないと刺入部がずれてしまいます。皮膚の刺入ではある程度のスピードで一気に刺すことも大事です。針をある程度刺入したら超音波画面を確認します。ここで針がみえていたら OK です。

実際のブロックでは神経の描出のためにプローブをチルトしている場合があ

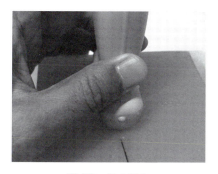

図12 針の刺入
平行法での穿刺の場合，針をプローブの真ん中から刺入する．

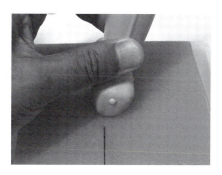

図13 チルトしているプローブでの穿刺①
真ん中の見極めが難しくなる．

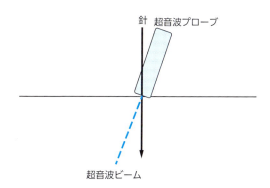

図14 チルトしているプローブでの穿刺②
刺入点だけでなく針の穿刺もプローブに合わせなければ，針と超音波ビームは一致せず針がみえない．

ります。この場合は、プローブの真ん中を穿刺したつもりでも正中をずれていたり（図13）、針の穿刺方向が超音波ビーム面とずれてしまうことがあります（図14）。ベッドをヘッドアップあるいはダウンしてプローブが床に垂直になるようにすると刺入しやすくなります（図15）。

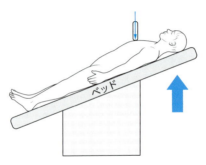

図15 チルトしているプローブでの穿刺③
ベッドをヘッドアップしてプローブが床に垂直になるようにすると穿刺が容易になる.

D. 針がみえない

　針がみえなかった場合は、まず針の刺入部を確認します。プローブの真ん中を刺したと思っていてもずれていることはしばしばありますので、一度針を抜いて刺し直します。針に合わせてプローブを移動すると針をみることができても肝心の神経が分からなくなる可能性があります。針を刺してから、プローブを動かして針を探す癖をつけないことが大事です。

　針がみえないもう一つの原因はプローブと針の向きが合っていない場合です。この場合は、針が一部だけみえることで判断します。刺入直後はみえていた針がみえなくなった場合は、刺入点はよいが方向がずれています。針を皮下まで抜いて方向を修正します（図16）。注意していないと針先が思いがけず進んでいることがあります。一方針先はみえているが、手元がみえていない場合は刺入点と方向の両方がずれています（図17）。一見針先がみえているのでよさそうですがこのまま針を進めると、いずれ針先はみえなくなります。もう一度刺入点から修正する必要があります。

E. 針先が神経に近づいたら

　穿刺後に針が描出できたら針先を描出したまま目標へ到達します。目標の手前まではある程度の速さで針を進めても大丈夫です。逆に、ゆっくり進めすぎ

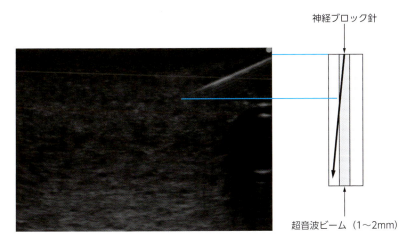

図 16　途中で針がみえなくなる場合
刺入点はよいが針の刺入方向がプローブに合っていない．

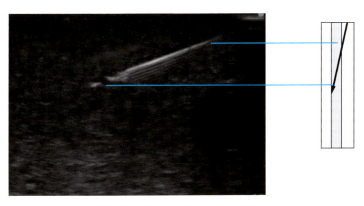

図 17　針先のみがみえている場合
刺入点と方向の両方がずれている．このまま針を進めると，いずれ針先はみえなくなる．

第 3 章　実践の基本　039

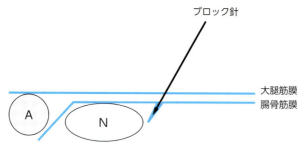

図18　目標手前の筋膜
大腿神経ブロックではこの図のように最後に筋膜（腸骨筋膜）を貫く必要がある．画面上は神経の近傍に針先があっても，この状態で局所麻酔薬を投与すると違うコンパートメントに投与してしまう．
A：大腿動脈，N：大腿神経

ると針の方向がずれてしまうことがあります．目標に近づいたら慎重に針を進めます．

針先が目標の位置に到達したと思ったら，陰圧で吸引後に少量（0.5〜1 mL）の局所麻酔薬を投与します．投与された局所麻酔薬が適切な部位に広がるのを確認後予定量を投与します．

多くのブロックでは針が目標に到達するまえに筋膜が1枚存在します（図18）．この筋膜を針が貫いていないと画像上は針先の位置が適切であっても局所麻酔薬の注入圧が高く広がらないか，手前に広がります．最後にプツンという感覚を感じることが重要です．

少量投与して神経周囲に局所麻酔薬の広がりが得られたら予定量の局所麻酔薬を投与します．投与時には針を中心に一様に局所麻酔薬は広がるとは限りません．針先を見失わないようにして、針の位置を修正する必要があります．

F. アフタースキャン

局所麻酔薬の投与後は中枢・末梢へプローブを動かして神経の長軸方向への広がりを確認します．また腹直筋鞘ブロックなどでは局所麻酔薬が必要な範囲に広がっているのかを確認して，必要があれば別の位置で再度ブロックします．忘れがちですがアフタースキャンは必ず行いましょう．

3 日常のトレーニング

　これらのプローブ操作や針の刺入をマスターするには時間がかかります。実際の症例以外に日々のトレーニングが重要です。

A. 描　出

　描出では PART の各操作を実際の人で練習する必要があります。

　鎖骨上〜斜角筋間や坐骨神経の膝窩部は自分の体を使って練習可能です。ゆっくり時間をかけて確認できるのが長所です。

　職場の同僚や麻酔科研修中の初期研修医などをモデルにして描出を練習するのも有用です。初期研修医や学生だと単にモデルになってもらうだけでなく、一緒に神経、血管や筋肉の解剖を学習するというスタンスで臨めば一石二鳥です。

　この場合は単に神経ブロックに必要な画像の描出だけでなく、プローブを長い距離スライドさせることで神経走行の確認とプローブ操作のトレーニングを行います。

　例えば、正中、橈骨、尺骨の各神経を腋窩部から肘さらに手関節まで追うとか、坐骨神経を膝窩部から臀下部まで追うといった操作です。長い距離を追っていくことで、プローブ操作のコツがつかめるだけでなく、操作に必要な左手の筋トレにもなります。

　内頸静脈からの中心静脈穿刺の際は必ず腕神経叢や椎骨動脈も確認します（図19）。症例によってはこれらの距離が意外に近く、中心静脈穿刺で注意が必要なことが分かります。

　このほか、超音波が活用できる場面ではできるだけ活用して、プローブ操作だけでなく機器の操作に習熟しておきましょう。

B. 穿　刺

　穿刺は実際に超音波ガイド下でトレーニングするのが一番です。ファントム

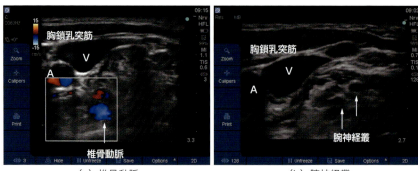

(a) 椎骨動脈　　　　　　　　　　　(b) 腕神経叢

図19　内頸静脈近傍の椎骨動脈や腕神経叢
A：総頸動脈，V：内頸静脈

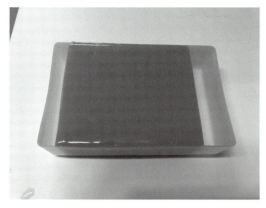

図20　リアル・ベッセル（京都科学）
中心静脈穿刺練習用の安価なファントム．水を入れて使用する．

は初心者がゆっくり練習するのに適しています。筆者の施設ではリアル・ベッセル（京都科学）を使用しています（図20）。中心静脈穿刺用で安価ですが、長期に使用できないので定期的に更新する必要があります。

　より安価に練習するにはブロック肉（ブタ肉、0.5 kg程度）やゼリー（図21）などが使用できます。ブロック肉を使用すると局所麻酔薬の代わりに水を注入することも可能です。いろいろ試してみて下さい。より実践的に活用するには、実際に手術室のベッドに乗せて高さや角度を調節して穿刺してみま

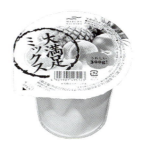

図21　穿刺練習に適したゼリー
プローブよりも大きなサイズでいくつかの
固形物が入っているものがよい.

しょう。
　このほか、ブロック以外でも中心静脈穿刺はもちろん大腿動脈からの動脈血採血や橈骨動脈からのカテーテル挿入にも超音波を活用し経験を増やすのも有用です。

　ブロックがうまくできないのは最終的にはトレーニングの不足です。日々精進して自信をもって症例に臨んで下さい。

第4章 大腿神経ブロック

　神経ブロックを始める場合、まず大腿神経ブロックから始めることを勧めています。大腿神経ブロックが自信をもってできるようになったら次のブロックに進んでも大丈夫です。

　書道に「永字八法」という言葉があります。漢字の永の字には書道に必要な8種類の技術が含まれているという意味です。それと同じで大腿神経ブロックには末梢神経ブロックに必要な技術、特に初心者向けの技術がすべて含まれています。また大腿骨頸部骨折など適応となる手術が多いのも特徴です。

　という訳でまずは大腿神経ブロックの技術を固めましょう。

神経対象のブロックとコンパートメントブロック

　末梢神経ブロックは、末梢神経そのものをターゲットとするブロックと、神経の存在するコンパートメントをターゲットとするブロックの2つに分類することができます。腕神経叢ブロックや坐骨神経ブロックは神経をターゲットとするブロックで、腹横筋膜面ブロック（TAPブロック）や腹直筋鞘ブロックはコンパートメントブロックです。コンパートメントブロックでは末梢神経そのものを同定する必要はありません。

　大腿神経ブロックの場合、大腿神経をターゲットとしてもよいですし、大腿神経の存在する腸骨筋膜下コンパートメントをターゲットとすることもでき、どちらの方法でも高い成功率を得ることができます（図1）。つまり大腿神経

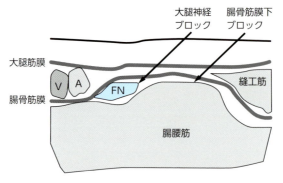

図1 大腿神経ブロックと腸骨筋膜下ブロック
V：大腿静脈，A：大腿動脈，FN：大腿神経

ブロックには2つのアプローチ法があるということで、どちらのブロックの基本も固めることができます。

2 適　応

　大腿神経ブロックの適応を考えてみます。神経の支配は皮膚（デルマトーム）、筋肉、骨の3つに分けて考えます。皮膚の支配領域は大腿前面の中央部から膝の前面さらに下腿の内側です（図2）。筋肉は、腸腰筋、縫工筋、恥骨筋、大腿四頭筋を支配します。

　骨は大腿骨の前面です（図3）。したがって神経ブロック単独での適応は大腿前面の小手術となります。全身麻酔との併用では大腿骨手術や膝関節手術の術後鎮痛に有用です。また、坐骨神経ブロックとの併用で下腿の手術の術後鎮痛に使用できます。

　手術に対する神経ブロックの適応を考える際には3つのパターンを理解します。
　①ブロック単独で鎮痛可能
　②他のブロックとの併用で鎮痛可能
　③すべての鎮痛はできないが全身麻酔後の術後鎮痛は可能

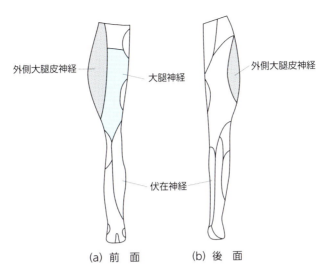

(a) 前　面　　(b) 後　面

図2　下肢の神経支配（皮膚）

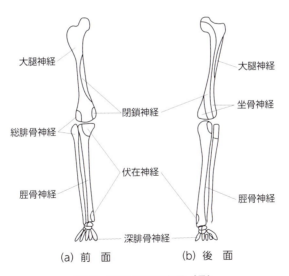

(a) 前　面　　(b) 後　面

図3　下肢の神経支配（骨）

この考えで大腿神経ブロックの適応を考えていきます。

大腿骨頸部付近の骨折手術

　手術は骨接合術か人工骨頭置換術、場合によっては股関節置換術が必要になります。

　ハンソンピンのような骨接合術は大腿骨頸部骨折で転位のない症例が適応になります。皮切部の皮膚知覚は外側大腿皮神経支配です。大腿神経ブロックを行うと通常同じコンパートメントにある外側大腿皮神経は同時にブロックされますが、その走行にはバリエーションがあり確実ではありません。超音波で外側大腿皮神経が同定できれば別にブロックすることができます（「6-G. 外側大腿皮神経ブロック」参照）。あるいは皮切部に局所浸潤麻酔を行えば、その後の骨への操作は大腿神経ブロックで鎮痛可能です。

　γネイルのような骨接合術は大腿骨転子下骨折で適応になります。γネイルの場合は、外側大腿皮神経領域の鎮痛がより重要です。上前腸骨稜付近で外側大腿皮神経を同定して別にブロックします。またインプラントが骨髄内に入りますので大腿骨の裏側、坐骨神経ブロックも必要になります。

　人工骨頭置換術は、大腿骨頸部骨折の多くで適応になります。γネイルで必要な鎮痛に加えて股関節内の閉鎖神経領域の鎮痛も必要です。人工骨頭置換術をブロックのみで行う場合は、大腿神経ブロックというよりは、より中枢で行う腰神経叢ブロックで大腿神経、外側大腿皮神経、閉鎖神経をブロックしさらに坐骨神経ブロックを併用する必要があります。

　しかし、全身麻酔と併用して術後鎮痛に用いるのであれば大腿神経ブロックのみで可能です。γネイルや人工骨頭置換術では大腿神経ブロックのみでは鎮痛が完全ではありませんので、アセトアミノフェンの定期投与などを併用して術後の多角的な鎮痛を意識します。

膝関節手術

　膝関節手術の場合は膝の前面から内側は大腿神経の支配です。したがって膝関節の手術、特に痛みの強い人工膝関節置換術は大腿神経ブロックの良い適応となります。その他、前十字靱帯再建術や半月板縫合も大腿神経ブロックの適応です。膝関節の裏側は主に坐骨神経、特に脛骨神経支配となります。したがって症例によっては坐骨神経ブロックを併用します。

　膝関節手術に対して大腿神経ブロックを施行した後に問題となるのは、大腿四頭筋の筋力低下による転倒です。大腿四頭筋は膝関節の伸展に関与します。手術後に立ち上がった際に大腿神経ブロックが効いていると膝の進展位が保てずに転倒してしまいます。これは日帰り手術や、人工関節置換後の早期の離床やリハビリの障害になります。大腿四頭筋の筋力を温存しながら膝関節手術の鎮痛を図るには、大腿神経から大腿四頭筋への筋枝が分枝した後の伏在神経をブロックするいわゆる内転筋管ブロックが有用です。

　一方、坐骨神経ブロックが効いていると手術後に足関節が動かなくなります。人工関節置換術では膝外側を走行している総腓骨神経を傷害する可能性があり、整形外科医によっては坐骨神経ブロックを好まないことがあります。このような場合は、坐骨神経のうち脛骨神経のみを選択的にブロックする方法もあります。

　このほか、最近では整形外科医が創部に直接局所麻酔薬を投与する創部局所浸潤麻酔も行われるようになってきました。したがって、膝関節手術の鎮痛は、これらの方法の長所・短所をよく考えて施設ごとに組み合わせを考える必要があります。例えば筆者の施設では創部局所浸潤麻酔に大腿神経ブロックを併用しています。

 ## ブロックの計画とインフォームドコンセント

　このようにブロックを併用する手術では予定されている術式に応じて計画を

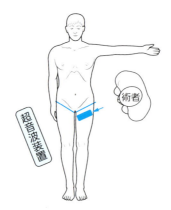

図4 大腿神経ブロック：体位，超音波装置の配置

立てる必要があります。

　全身麻酔と併用する場合は、手術創に対して2/3程度の領域がカバーできていることを目標とします。手術後に最も痛いのはどこかを考えて、その領域の支配神経は何かを考えていけばよいのです。

　これに対して、ブロック単独で手術の鎮痛をすべて行う際は、より慎重なアプローチが必要になります。皮膚切開部、操作が及ぶ筋肉骨などの神経支配を確認し、すべてをカバーできるブロック計画を立てる必要があります。

　次に患者へのインフォームドコンセントです。

　患者にはブロックの効果と持続時間について説明します。手術後の転倒などのリスクについても話し、そのうえで同意を得ます。

 大腿神経ブロックの実際

A. 体位と超音波装置の配置（図4）

　体位は仰臥位。ブロック側に立ち、正対する位置に超音波装置を置きます。

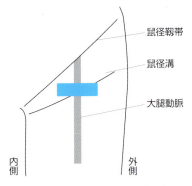

図5 大腿神経ブロック:体表面の目標(ランドマーク)

B. ブロックに必要な解剖と体表面のランドマーク

　ブロック部位の手がかりになるのは上前腸骨稜と鼠径部の皺（鼠径溝）です。また、体表から大腿動脈の位置を確認し、これらのマーキングをします（図5）。いきなり超音波プローブを当てるのではなく、体表面のランドマークを確認しマーキングするのは重要なステップです。必ず実践しましょう。

C. プレスキャン：高周波リニアプローブ（10～18 MHz）使用

　プローブを先ほどの鼠径溝部で大腿動脈を中心になるように置きます。まず、大腿動脈を観察します。大腿動脈が1本の動脈であればよいですが、深大腿動脈を分枝して動脈が2本みえる場合があります（図6、7）。このときは動脈の走行に沿ってゆっくり中枢へ動かし動脈が1本にみえる位置まで移動します（図8）。
　次に、プローブをやや外側へ動かします。大腿動脈の上下を覆う2枚の筋膜を確認します。浅いほうが大腿筋膜、深いほうが腸骨筋膜です。分かりにくい場合は、さらに外側へ動かすと三角形の縫工筋を確認することができます。縫工筋の下側の筋膜の延長線上が腸骨筋膜です。初心者はどうしても神経を追いかけがちですが、まず動脈や筋肉、筋膜といった分かりやすい構造から確認するのがコツです。

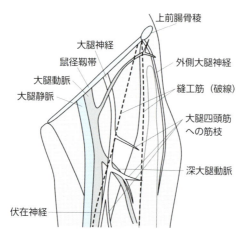

図6 大腿神経ブロックに必要な解剖
大腿神経は鼠径靱帯を通過後，大腿四頭筋や骨への分枝を出していく．大腿神経ブロックを行うにはできるだけ近位へ深大腿動脈を分枝するよりも近位でアプローチする．逆に膝から下腿の手術で伏在神経ブロックとして行う際はやや遠位でもよい．

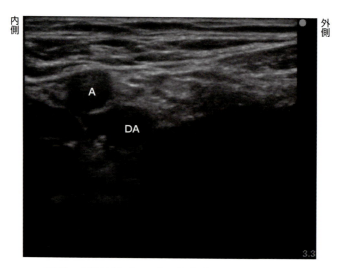

図7 大腿神経ブロック：超音波画像（やや遠位）
大腿動脈（A）と深大腿動脈（DA）がみえる．やや近位へプローブを移動する．

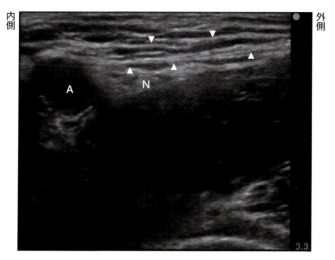

図8　大腿神経ブロック：超音波画像
大腿動脈（A）の外側に大腿神経（N）を同定できる．
△：腸骨筋膜，▽：大腿筋膜

　腸骨筋膜が同定できたら、大腿動脈の外側で腸骨筋膜の下に高エコー性の大腿神経を探します。神経が分からない場合は、少し中枢や末梢に動かしてみたり、プローブをわずかに倒すチルトを行ってみます。それでも神経が分からない場合は後述する腸骨筋膜下ブロックを行います。最適の画像が得られる部位が決まったらプローブ位置をマーキングします。

　超音波装置の depth はプレスキャンのときはやや深めに設定し、ブロック部位が決まったら必要最低限に浅くします。

　最後にカラードプラーをかけて刺入経路上に血管がないことを確認します。大腿動脈から外側へ分枝する回旋動脈に注意します（図9）。

D. ブロックの準備

　超音波ガイド下神経ブロックは必ずプローブにカバーを付けて清潔操作で行います。まず必要に応じてフェンタニル 50 μg かミダゾラム 1～2 mg を静注します。皮膚を消毒後に覆布をかけてからプローブカバーを準備します。次に、局所麻酔薬として 1% リドカイン 10 mL＋25 G 程度の針を準備します。

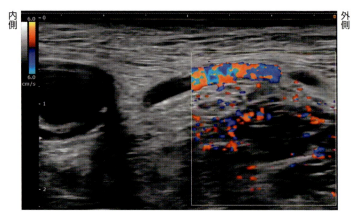

図9　大腿神経ブロック時に注意が必要な回旋動脈
ブロック前に必ずカラードプラーで刺入経路上の血管の有無を確認する.

　プローブを当ててプレスキャンで決定したブロック部位の画像を再確認します。カバーを付けることでやや画質が変わりますので再度 gain（ゲイン）を調節する必要があるかもしれません。
　大腿神経が確認できたら超音波ガイド下に局所浸潤麻酔をします。この局所浸潤麻酔は刺入部への局所麻酔と試験穿刺を兼ねていますので必ず超音波ガイド下に行います。
　刺入部位をプローブからどの程度離したらよいのかは重要です。大腿神経の場合は、目標が浅いですからプローブの外側 1 cm 程度がよいでしょう。これ以上離すと刺入位置の見定めが難しくなります。刺入部位の局所麻酔後は針を超音波で確認できる部位まで刺入して、その延長線上に目標とする神経があるのかを確認します。針の刺入角度を試験穿刺のときにある程度見定めておくのがコツです。

E. ブロックの実際（22 G, 70 mm 程度の神経ブロック針）

　局所浸潤麻酔の刺入部位より神経ブロック針を刺入します。局所浸潤麻酔の針は鋭針で細いので自分が思ったように刺すことができますが、神経ブロック針は先端が鈍であるため皮膚や筋膜の抵抗が大きく最初のうちは思ったようにコントロールできません。ポイントは針の刺入方向と力を加える方向を一致さ

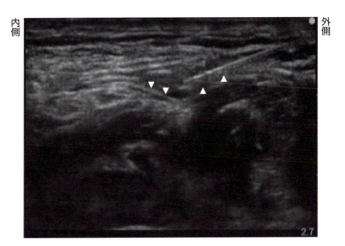

図10　大腿神経ブロック：超音波画像①
針（△）が外側から大腿神経の外側へ刺入して，局所麻酔薬を 1 mL 投与したところ．腸骨筋膜（▽）が局所麻酔薬投与により下に下がっている．この位置で局所麻酔薬を投与すると神経とは異なるコンパートメントに注入してしまう．

せることです．針がたわむようだと正確な刺入はできません．

　ブロック針の目標は大腿神経の外側で腸骨筋膜の下です．大腿神経の外縁がよく分からなければ少し外側でかまいません．

　針先が腸骨筋膜に到達したら慎重に針を進めます．まず，筋膜が伸び，針が筋膜を貫いたら手にプツンという感覚が伝わります．ここで針を腸骨筋膜ギリギリまで戻したら陰圧で吸引後局所麻酔薬を 1 mL 注入します．重要なのはここで局所麻酔薬が腸骨筋膜下に広がるのを確認することです（図10、11）．もし筋膜の上に広がるようだとさらに針を刺入する必要があります．針先が腸骨筋膜下に広がるのを確認したら局所麻酔薬をゆっくり合計で 20 mL 程度投与します．針先の位置や患者にもよりますが，大腿神経の上あるいは下側に局所麻酔薬が広がっていくのが分かります．

F. 局所麻酔薬投与後

　予定量の局所麻酔薬を投与したら針を抜きます．プローブをブロック部位から中枢と末梢にゆっくり動かして神経に対して長軸方向への局所麻酔薬の広

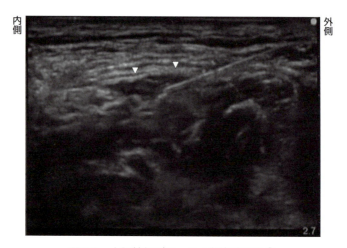

図11 大腿神経ブロック：超音波画像②
図10から針を少し進めて再度局所麻酔薬を投与したところ．腸骨筋膜（▽）の下に局所麻酔薬が広がり神経周囲に到達した．この位置で予定量の局所麻酔薬を投与する．

りを確認（アフタースキャン）します。

　上記の手順で行えば大腿神経ブロックの成功率は高いので、全身麻酔の場合はこのまま全身麻酔を導入してかまいません。

　ブロックのみで手術を行う場合は10〜20分後に冷覚および痛覚でブロック範囲を確認後手術を開始します。

G. 外側大腿皮神経ブロック（図12）

　外側大腿皮神経は大腿外側の皮膚知覚を支配しています。鼠径靱帯部では上前腸骨棘の内側を走行し、縫工筋に沿って末梢に向かいます。大腿骨の骨折手術では皮膚切開部が外側大腿皮神経支配になるので外側大腿皮神経のブロックは重要です。

　腸骨筋膜下ブロックを行うと局所麻酔薬は縫工筋に沿って外側に浸潤しますので外側大腿皮神経はほぼブロックされます。

　確実にブロックするには、縫工筋を上前腸骨棘への付着部までスライドさせていくことで連続性のある高エコー性の領域として同定します。同定が困難であれば縫工筋を取り囲むように局所麻酔薬を投与します。

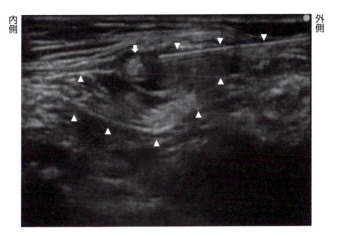

図12 外側大腿皮神経ブロック：超音波画像
画像は鼠径靱帯近くで，縫工筋は△で囲まれた三角形の領域である．縫工筋の表層に外側大腿皮神経（⇩）を同定した．針（▽）を外側から平行法でアプローチしているが，上前腸骨棘が邪魔になれば交差法でアプローチしてもよい．同定が困難であれば，この画像で縫工筋の周囲を取り囲むように局所麻酔薬を投与する．

 ## 腸骨筋膜下ブロック

　腸骨筋膜下ブロックは大腿神経ブロックの別の選択肢です．

　大腿神経ブロックとの違いは、大腿神経ブロック以外に局所麻酔薬が外側に広がり外側大腿皮神経もブロックされること．神経そのものをターゲットとする訳ではないので全身麻酔下でも施行可能であることです．ただし使用する局所麻酔薬は30 mL程度と多くなりますので局所麻酔薬中毒のリスクは高くなります．

　高齢者では大腿神経の同定が難しいこともあり、筆者は高齢者の大腿骨頸部骨折では好んでこのアプローチを選択しています（図13）．γネイルや人工骨頭置換術だけでなく人工股関節置換術の術後鎮痛にも有効です．

　患者を病棟のベッドのまま手術室に入室させ、そのまま全身麻酔を導入しブロックします．その後、手術台へ移送して手術することにしています．従来は、痛みを我慢させながら患者を側臥位として脊髄くも膜下麻酔を行っていま

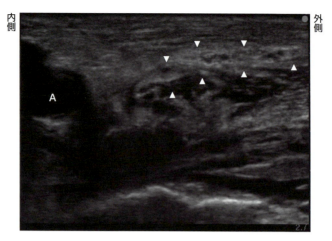

図 13　高齢者の大腿神経
高齢者ではこのように大腿動脈（A）から離れて大腿神経（△▽）が存在することが多い．また，筋肉が萎縮して神経の同定が困難な症例もある．このような場合は，神経の同定にこだわらず腸骨筋筋膜下ブロックを選択する．

したが、全身麻酔＋神経ブロックとすることで患者の苦痛が少なく、しかも長時間の鎮痛を得ることができるようになりました。

A. 体位と超音波装置の配置

体位は仰臥位。ほか、大腿神経ブロックと同様です。

B. 体表面のランドマーク

大腿神経ブロックと同様です。

C. プレスキャン：高周波リニアプローブ（10〜18 MHz）使用

大腿神経を確認後やや外側へ移動して縫工筋がはっきりみえる位置をマーキングします。

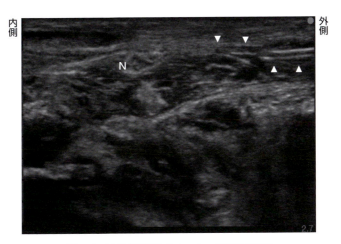

図 14　腸骨筋膜下ブロック：超音波画像
大腿神経（N）の外側で，ブロック針（△）が腸骨筋膜（▽）を越えたところ．大腿神経までは距離があるがここで局所麻酔薬を投与する．

D. ブロックの準備

大腿神経ブロックと同様です．

E. ブロックの実際（22 G, 70 mm 程度の神経ブロック針）

　覚醒下に行う際は局所浸潤麻酔後に、全身麻酔下であればそのまま神経ブロック針を穿刺します．針は大腿神経ブロックのときよりもやや外側で腸骨筋膜を貫くことを目標とします（図14）．局所麻酔薬を 1 mL 投与して腸骨筋膜下に広がるのを確認したら、ゆっくり 30 mL 投与します．針の位置は通常変える必要はありませんが、局所麻酔薬の広がりによっては微調整します．画像上、針先の内側、外側どちらにも広がるのが理想的です．

F. 腸骨筋膜下ブロックのバリエーション

　腸骨筋膜下ブロックで実際に重要なのは超音波でみている横断面ではなく、

第4章　大腿神経ブロック　059

中枢の腰神経叢方向への広がりであることが分かってきました。より中枢への広がりを得るには、長軸像で鼠径靱帯よりも中枢へ局所麻酔薬を投与する方法があり注目されています[1]。

 ## ブロック後の注意点

　ブロック後に注意したいのは大腿四頭筋の筋力低下による転倒です。

　骨折の手術では術後早期に患側に体重をかけることはないですが、膝関節手術では術後に患者が立ち上がってしまうことがありえます。大腿四頭筋は膝の伸展に関与しており、ブロックがよく効いていると膝の伸展位を維持することができず膝崩れを起こして転倒します。転倒は新たな骨折や外傷の原因になりますので注意が必要です。術前の患者への説明、病棟看護師への教育が必要になります。

　神経ブロック全般にいえることですが、ブロック後の術後フォローは通常の全身麻酔以上に丁寧に行う必要があります。痛みはもちろんですが、ブロック効果の評価と時間経過による変化の観察と記録が重要です。そのうえで患者に現在の状態を説明します。「きちんとブロック効果が得られていること。ただし徐々にブロック効果は切れていくこと。ただし、それに伴い痛みがでてくる可能性があること。疼痛時には看護師に伝えれば別の鎮痛法が指示されていることなど」を説明するのが重要です。

 ## 記　　録

　記録は自分のためにも残しておくべきです。

　区域麻酔のエキスパートと呼ばれる人たちはなんらかの形で自分のブロックを記録しています。記録には個人のメモ的なものと施設で残す公式なものが必要です。プレスキャン時の静止画はもちろんですが、ブロック中の動画も記録すべきです。そのときは大丈夫と思っていても、後で見直してみると局所麻酔

薬を注入する層が違っているということもありえます。特にブロック効果が十分でなかった場合は動画の見直しで原因が分かる可能性があります。

　記録のもう一つの意義は合併症が発生した場合の検証ができる点です。自分を守るためにも可能なかぎり画像の記録を残す習慣をつけましょう。

【文　献】
1）森本康裕. 腸骨筋膜下ブロックの再評価. LiSA 2018；25：526-9.

SECTION 第5章 腹直筋鞘ブロック

　腹部の手術では腹横筋膜面ブロック（TAPブロック）がよく用いられます。しかしTAPブロックは深部まで針を進める必要があり、初心者には難しいことがあります。腹直筋鞘ブロックはTAPブロックより目標が浅いので容易に施行することができ、腹部正中創、特に臍周囲に対して有効です。本書では体幹部のブロックの基本として腹直筋鞘ブロックをマスターすることを目標にします。

1 解　剖（図1）

　腹直筋は臍より頭側では前面を外腹斜筋の腱膜と内腹斜筋の腱膜前層からなる腹直筋鞘前葉で、後面を内腹斜筋の腱膜後層と腹横筋腱膜からなる腹直筋鞘後葉で囲まれています。

　脊髄神経のうち胸椎から出る胸神経（肋間神経）は椎間孔を出たのち、体の側面から前面では腹横筋と内腹斜筋の間を走行し、腹直筋鞘を外縁で貫通します。その後腹直筋と腹直筋鞘後葉の間（腹直筋後腔）を通り、腹直筋を前面に貫通して前皮枝となって腹部正中の知覚に関与します。腹直筋を貫通する位置は腹直筋の外側3cm以内です[1]。腹直筋と腹直筋鞘後葉の間に局所麻酔薬を投与して腹部正中の鎮痛を得るのが腹直筋鞘ブロックです。

　下腹部では腹直筋鞘後葉がなくなります。また上腹部と比べて太い下腹壁動脈が走行しているので血管穿刺のリスクが高くなります。このため初心者は臍より尾側での腹直筋鞘ブロックは避けたほうが安全です。この部位の鎮痛が必

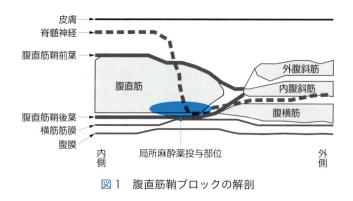

図1　腹直筋鞘ブロックの解剖

要な場合は後で述べる側方 TAP ブロックの適応です。

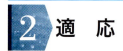

2　適　応

　正中部を皮膚切開する手術が適応です。臍周囲を切開する臍ヘルニア手術や臍周辺にカメラポートの入る腹腔鏡下手術などの術後鎮痛が良い適応です。
　まず腹腔鏡下胆嚢摘出術について考えてみます。腹腔鏡下胆嚢摘出術は通常図2のようにポートが入ります。このうち臍周囲のポートが最も太いポートです。これらの創に対して、側方での TAP ブロックを行うとどうなるでしょう？　側方 TAP ブロックの効果範囲は T11～12 です。T10 つまり臍周囲の効果は不確実です。したがって、腹腔鏡下胆嚢摘出術に側方 TAP ブロックを行っても無効である可能性があることが分かります。
　その点、腹直筋鞘ブロックでは臍周囲のポートの鎮痛を確実に行うことができます。腹腔鏡下胆嚢摘出術の術後に最も痛いのは臍周囲の最も太いポートですから術後鎮痛に有効です。他の細いポートに対しては手術閉創時に局所浸潤麻酔を外科医に行ってもらうとよいでしょう。剣状突起下のポートに対しては腹直筋鞘ブロックを上腹部で行っても有効です。もちろん腹直筋鞘ブロックは内臓痛には効果がありませんので、ある程度の量のフェンタニルやアセトアミノフェンの併用は必須です。
　腹腔鏡下胆嚢的手術に対するブロックのもう一つのアプローチは肋骨弓下

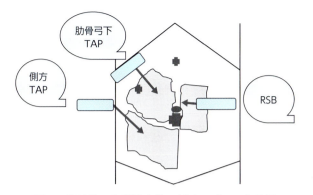

図2　腹腔鏡下胆嚢摘出術に対するブロック計画
RSB：腹直筋鞘ブロック，TAP：腹横筋膜面ブロック

TAPブロックです。肋骨弓下TAPブロックではT9〜10の鎮痛を得ることができますので腹直筋鞘ブロックと同様に臍周囲のポートに対して有効です。肋骨弓下のポートに対しても有効である可能性がありますが、剣状突起下のポートに対しては無効ですのでここは外科に局所浸潤麻酔を行ってもらいます。肋骨弓下TAPブロックに上腹部で腹直筋鞘ブロックを併用すればほぼすべてのポートをカバーできますが、いずれにしてもアセトアミノフェンなどマルチモーダル鎮痛の併用が必要です。

　腹腔鏡下虫垂切除術や腹腔鏡下鼠径ヘルニア手術に対しても、腹直筋鞘ブロックで臍周囲のポート周辺の鎮痛を得ることが効果的です。腹腔鏡下虫垂切除術では虫垂周囲の炎症が激しい症例では術後の内臓痛が激しい場合があります。虫垂のある右側は下腹部から臍上部の鎮痛と内臓痛に有効な可能性のある腰方形筋ブロックを選択してもよいかもしれません。左右で同じブロックを行う必要はありません。術前の炎症所見、患者の体格などをみて適当な組み合わせを選択します。

　婦人科の腹腔鏡下手術では臍部のポートに加えて下腹部に切開が入ります。腹直筋鞘ブロック単独あるいは、腹直筋鞘ブロックに側方TAPブロックを併用します。

　腹腔鏡下胃切除術では臍周囲から下腹部のポートに加えて上腹部正中を小切開します。この場合は、肋骨弓下TAPブロックを側腹部まで広範囲に行って臍から下腹部の鎮痛を得るようにします。しかし肋骨弓下TAPブロックでは

T9程度までしか上腹部の効果がありません。上腹部の正中創には腹直筋鞘ブロックを行います。この二種類のブロックの併用で上腹部から臍、さらに下腹部まで広範囲の鎮痛を得ることができます。このように多くの腹部手術では腹直筋鞘ブロックを基本にして足りない部分を他の方法で補うと考えることで適切なブロック計画を立てることができます。

ブロックの計画

　腹直筋鞘ブロックは神経そのものをターゲットにしないブロックなので全身麻酔下に施行可能です。
　ブロックを行う際は、外科医に皮膚切開部を確認しその部位でブロックします。正中創に対しては両側のブロックが必要で、創の長さによっては片側に複数か所のブロックが必要になります。また上述のように他のブロックとの組み合わせも可能です。

腹直筋鞘ブロックの実際

A. 体位と超音波装置の配置

　体位は仰臥位。どちらかの側腹部に立ち、それに正対する位置に超音波装置を置きます。椅子に座るか、立位でベッドを操作しやすい高さまで上げます（図3、4）。

B. 体表面のランドマークとプレスキャン

　確認するのは腹部の正中、剣状突起から肋骨弓のライン、さらに臍です。これらをマーキングします。

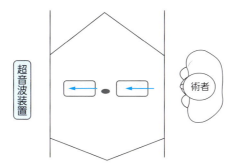

図3 腹直筋鞘ブロック時の配置とブロック法
腹直筋を長軸,短軸どちらで描出してもブロック可能だが,短軸のほうが穿刺は容易である.
理論的には局所麻酔薬の長軸方向への広がりが分かる長軸で穿刺したほうがよいかもしれない.

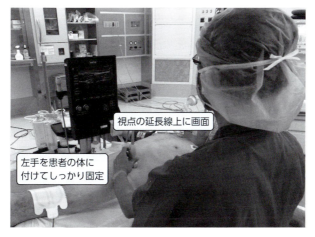

図4 腹直筋鞘ブロック時の姿勢
背筋を伸ばすこと.そのためにはベッドの高さの調節が重要である.

C. プレスキャン：高周波リニアプローブ（10〜18 MHz）使用

　まず臍のやや頭側で正中を確認します。正中部が白線でその両側に腹直筋が確認できます。どちらかの側腹部へ向かっていくと腹直筋の下に腹横筋がみえてきます。この部位で腹膜の上に腹直筋鞘後葉と横筋筋膜の二重層を確認します。しっかりと腹直筋鞘後葉がみえたらブロック部位とします（図5）。

　腹直筋鞘後葉と腹直筋の間を腹壁動静脈が走行している可能性があります（図6）。かならずカラードプラーで血管がないことを確認します。

　頭側へプローブを移動すると剣状突起下では腹直筋の下は完全に腹横筋で裏打ちされます。上腹部でブロックする際はこの部位で行うと安全です。

D. ブロックの準備

　局所麻酔薬は長時間作用性のロピバカインかレボブピバカインを選択します。臍周辺のみでよい場合片側 10 mL、両側で 20 mL 程度を使用します。この場合は、局所麻酔薬としては 0.375〜0.5% が使用できます。広範囲の鎮痛が必要な場合は投与量が多くなります。例えば、片側の腹直筋鞘ブロックに 10 mL、側方 TAP ブロックに 20 mL 使用する場合、両側で局所麻酔薬は 60 mL 必要になります。ロピバカイン、レボブピバカインの場合極量の目安は 3 mg/kg ですので 150 mg が最大投与量です。60 mL 必要であれば逆算して使用できる局所麻酔薬濃度は 0.25% 以下になります。腹直筋鞘ブロックのようにコンパートメントに投与するブロックの場合は、濃度よりも局所麻酔薬の量を重視し、必要な量から逆算して濃度を決定します。

　ブロック針は 20〜22 G の Tuohy 針が適しています。

E. ブロックの実際

　まず手前からブロックします。

　ブロック針をプローブの外側 1〜2 cm の部位から穿刺します。

　腹部のブロックの場合、プローブを押しつけすぎると腹壁に埋まってしまい刺入点がみえにくくなります。力を刺入点側はゆるめて反対側はやや力をいれ

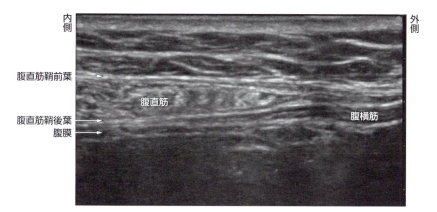

図5 腹直筋鞘ブロック：超音波画像

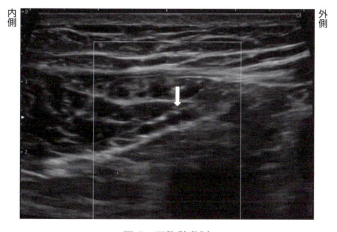

図6 下腹壁動脈
下腹部には比較的太い下腹壁動脈（⇩）が局所麻酔薬投与部位に存在することがある．

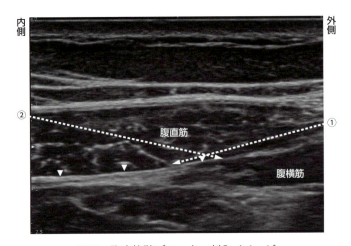

図7 腹直筋鞘ブロック：刺入イメージ
①外側から穿刺する場合は腹横筋の上をすべらせるようにして腹直筋鞘後葉へ．
②内側から穿刺する場合は針の進入線の延長に腹横筋（▽）があるラインで穿刺．

るロッキング操作を行うとプローブと針が平行に近くなりますので、刺入点がみやすく針の描出も容易になります（図7、8）。

針をまず腹横筋の上層をすべらせるように進めて腹直筋に到達し、腹直筋鞘後葉と腹直筋の間に針を進めます。まず局所麻酔薬を1 mL注入し局所麻酔薬が正しく広がることを確認し、その後予定量の局所麻酔薬を投与します。腹直筋内への筋注になった場合は針を少し進めます。

次に反対側のブロックを行います。こちらは針が腹直筋内を通過した延長線上に腹直筋がある部位でブロックします。同様に腹直筋鞘後葉と腹直筋の間に針を進めて局所麻酔薬を投与します。

F. 局所麻酔薬投与後（図9）

局所麻酔薬投与後は必ずプローブを頭側、尾側に動かして局所麻酔薬の広がりを確認します。頭尾側の広がりによっては追加のブロックを行います。

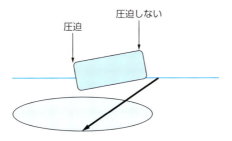

図8 ロッキングのイメージ
刺入部側の圧迫は軽めにすることで刺入部をみやすくするとともに針の視認性を向上させる．

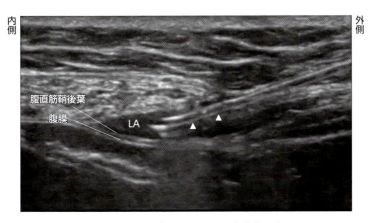

図9 腹直筋鞘ブロック：局所麻酔薬投与後
局所麻酔薬投与中も針を描出させ，針先を腹直筋鞘後葉に押しつけるようにして投与する．局所麻酔薬投与により針先が浅くなると腹直筋への筋注になってしまう．
△：ブロック針，LA：局所麻酔薬

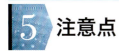 **注意点**

　このブロックで有効なのはあくまで腹部正中の皮膚の近くです。内臓痛に無効ですので必ずオピオイドの全身投与、非ステロイド性抗炎症薬（NSAIDs）、アセトアミノフェンなどのマルチモーダル鎮痛の補助が必要です。

もう一つ注意したいのは局所麻酔薬中毒です。局所麻酔薬の使用量が多くなった場合には可能性があります。手術前に行った場合は問題ないですが、手術後に行った場合は病棟帰室後に症状が出現する可能性があります。投与量に注意するのと、血管内への注入を避ける必要があります。

【 文　献 】

1）藤井智子，木村麻美. 腹直筋鞘ブロック　理解を深めて効果抜群. LiSA 2018；25：1302-6.

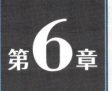

第6章 腕神経叢ブロック

腕神経叢ブロックにはいくつかのアプローチがありますが3種類を覚えましょう。斜角筋間アプローチ、鎖骨上アプローチ、腋窩アプローチです。

1 腕神経叢の解剖とそれぞれのアプローチの適応

　まず、腕神経叢の解剖です。腕神経叢はC5〜8とT1の脊髄神経前枝で形成されます。それぞれの神経根は上、中、下の神経幹になりさらに分枝して神経束となったのちにそれぞれの終末枝へ移行します（図1）。
　腕神経叢をブロックする部位により麻酔域が異なります。
　最も中枢の斜角筋間アプローチではC5、C6、C7の神経根が主としてブロックされます。また、さらに上位に広がり浅頸神経叢もブロックされます。一方で、下神経幹由来の尺骨神経領域への効果は不確実です。このため通常肩から上腕の手術で使用されます。合併症として横隔神経麻痺は必発ですので両側ブロックは避けます。
　鎖骨上アプローチでは上、中、下の神経幹がブロックされます。肩甲上神経は通常鎖骨上の直前で上神経幹から分かれますので、局所麻酔薬の中枢への広がりによりブロックされます。一方で浅頸神経叢への効果は不確実です。したがって上肢全体に効果が期待できます。
　腋窩アプローチでは、橈骨、正中、尺骨と筋皮神経をブロックします。したがって肘から末梢の手術で使用されます。この部位は鎖骨上アプローチでも可能ですが、よりブロック範囲が狭く、例えば肩はブロック後に動きますので日

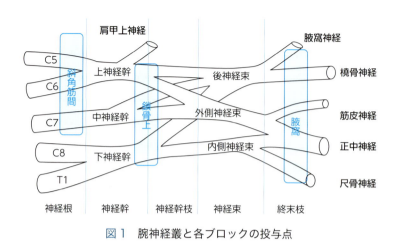

図1　腕神経叢と各ブロックの投与点

帰り手術などでは有利です。

腋窩アプローチ

まず腋窩アプローチです。腋窩アプローチでは肘から遠位の手術が適応となります。橈骨遠位端骨折や手指の骨折などです。目標が浅いことから針の描出が容易であり腕神経叢ブロックの中ではまずマスターしたい手技です。

腋窩では正中神経、尺骨神経、橈骨神経は腋窩動脈の周囲を走行します。腋窩神経は腋窩より近位で分かれておりブロックできません。橈骨神経は腋窩動脈の裏側を走行したのち、広背筋（この部位では広背筋腱）より遠位では深部に移行します。橈骨神経の同定はしばしば困難ですが、必ず広背筋腱の上を走行しますのでここに局所麻酔薬を投与すればよいことが分かります（図2）。

A. 体位と超音波装置の配置：仰臥位

患者を仰臥位として上肢を90°外転しさらに、肘を屈曲、外旋します（図3）。術者は患者の頭側に立ち、それに正対する位置に超音波装置を置きます。

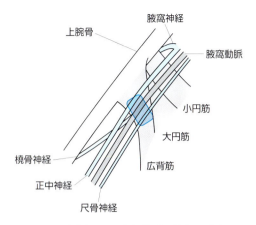

図2 腋窩部での腋窩動脈と神経の走行

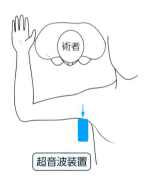

図3 腕神経叢ブロック時の配置

椅子に座って体を安定させて行うとよいでしょう。

B. 体表面のランドマーク

　大胸筋の上腕への付着部がブロック部位の目安になります。腋窩動脈の拍動を触れてマーキングします。

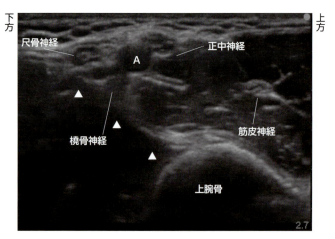

図4　腋窩アプローチ：超音波画像
A：腋窩動脈，△：広背筋腱

C. プレスキャン：高周波リニアプローブ（10〜18 MHz）使用

　大胸筋付着部にプローブを置き、まず腋窩動脈を同定します。動脈と静脈がありますが、プローブに圧をかけてつぶれるのが静脈です。静脈をつぶした状態でプレスキャンを行います。

　腋窩動脈の下には斜めに広背筋腱がみえます。前述のようにプレスキャンのスタートは広背筋腱がよくみえる部位で行います。

　この部位で正中神経、尺骨神経、橈骨神経と筋皮神経を同定します。同定するためにはプローブを末梢へ、あるいは中枢へスライドする必要があります（図4）。

　正中神経は、プローブを末梢に移動したときにずっと動脈に併走します。

　尺骨神経は徐々に腋窩動脈から離れて肘部の尺骨神経溝に向かいます。

　橈骨神経は、遠位では上腕深動脈とともに深部へ移行します（図5）。動脈の裏側で深部に移行することから同定は難しいことがあります。実際には広背筋腱の浅部に局所麻酔薬を投与すると神経が明瞭になるのでプレスキャンの段階で必ずしも同定する必要はありません。

　筋皮神経は烏口腕筋内あるいは烏口腕筋と上腕二頭筋の間を走行します。そ

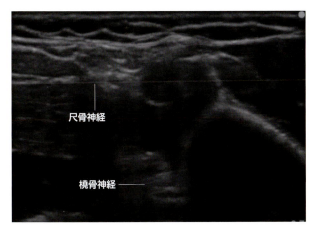

図5 図4のやや末梢
末梢にスライドすると深部に移動する高エコー性の部位が橈骨神経である.

れらしい高エコー性の部位をみつけたらプローブを近位にスライドさせると腋窩動脈に近づくことで分かります（図6）。

D. ブロックの準備

術後鎮痛に用いる場合は局所麻酔薬として 0.25% レボブピバカインあるいは 0.375% ロピバカイン 25 mL を準備します。単独で手術麻酔に使用する際は 1.5% メピバカインを 25 mL 準備します。

E. ブロックの実際（22 G，70 mm 程度の神経ブロック針）

まず局所浸潤麻酔を行います。この際に針の見え方から実際のブロックの計画を立てます。図7では針の延長線上に筋皮神経があります。刺入時に注意が必要なのと、先に筋皮神経ブロックを行ってもよいでしょう。

針をまず腋窩動脈の深部で広背筋腱の上部を目指して進めます（図8）。腋窩動脈の裏側に橈骨神経が存在する可能性があるので、よく分からなければ局所麻酔薬を 1 mL 投与します。投与によってできたスペースを使って針を進めて腋窩動脈の裏側まで進めたら局所麻酔薬を合計で 10 mL 投与します。橈骨

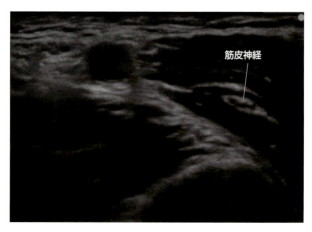

図6 図4のやや中枢
筋皮神経は腋窩の中枢よりでは腋窩動脈に近づく．

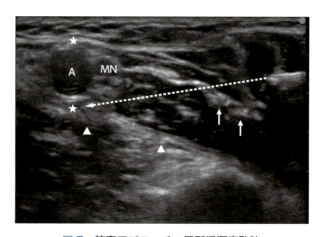

図7 腋窩アプローチ：局所浸潤麻酔時
局所浸潤麻酔時には実際のブロック時の針の走行経路を確認する．
目標は腋窩動脈（A）の深部と浅部（☆）である．進路上に筋皮神経（↑）があるので注意する．
MN：正中神経，△：広背筋腱

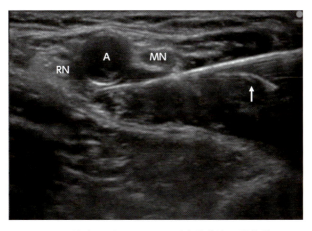

図 8　腋窩アプローチ：局所麻酔薬注入部位①
腋窩動脈（A）の深部に 10 mL 投与する．投与により橈骨神経（RN）が明瞭になる．刺入経路上の筋皮神経（↑）に注意する．
MN：正中神経，RN：橈骨神経

神経が分かりにくい症例でも局所麻酔薬を投与すると周囲が局所麻酔薬で取り囲まれて分かりやすくなります．

　次に、腋窩動脈の上部に針を進めます（図 9）．動脈の外側には正中神経があるので直接穿刺しないように注意します．イメージとしては針先を神経に軽くタッチしてゆっくり 1 mL 投与し、できたスペースを使って針を進めるという感じです（図 10）．動脈の上部にも局所麻酔薬を 10 mL 投与します（図 11）．図 9 では正中神経の上側に針を進めていますが、症例によっては腋窩動脈と正中神経の間に進めたほうが容易な場合もあります（図 12）．どちらがよいかはケースバイケースです．いずれにしても正中神経の近くに針を進めますので慎重に行います．患者が放散痛を訴えたら針を少し引きます．この局所麻酔薬による液性剝離は他の部位でのブロックでも必要になりますので感覚をつかみましょう．

　最後に筋皮神経を単独でブロックします．局所麻酔薬は 5 mL 程度使用します．

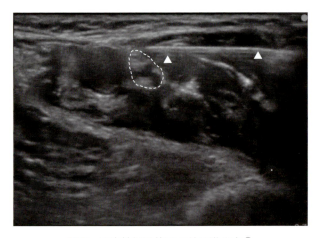

図 9　正中神経近傍での針の進め方①
針先を神経に軽くタッチしてから局所麻酔薬を 1 mL 投与する．
△：ブロック針

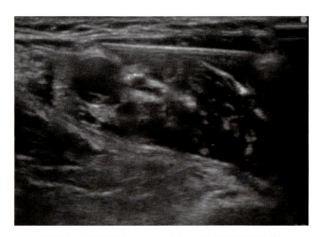

図 10　腋窩アプローチ：局所麻酔薬注入部位②
局所麻酔薬を投与してできたスペースに針を進めて腋窩動脈上部まで進める．
ここで局所麻酔薬を合計 10 mL 投与する．

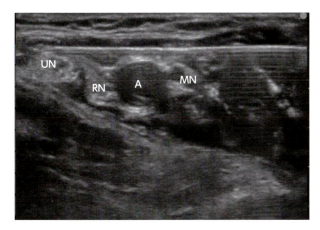

図11 腋窩アプローチ：局所麻酔薬投与後
局所麻酔薬が神経周囲に投与され神経の位置が明瞭になる．
A：腋窩動脈，UN：尺骨神経，RN：橈骨神経，MN：正中神経

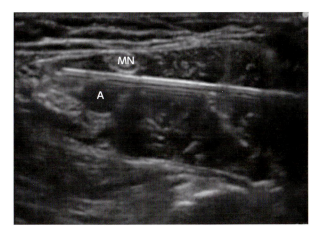

図12 正中神経近傍での針の進め方②
正中神経近傍では針を腋窩動脈と正中神経の間に進めてもよい．
A：腋窩動脈，MN：正中神経

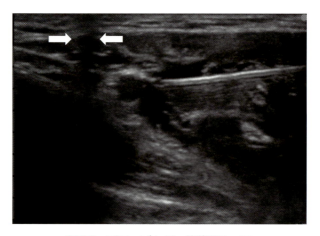

図 13　プローブカバー装着時のエア
カバー装着時に超音波プローブとカバーの間にエアが残っていると画質が悪くなる（⇨　⇦）．

F. 注意点

　腋窩部の腕神経叢ブロックで注意が必要なのは局所麻酔薬中毒です．血管が豊富なために針先が血管内にある状態で局所麻酔薬を投与すると血管内注入になり血中濃度が急速に上昇します．まず少量の局所麻酔薬を投与し組織内に広がるのを確認後に予定量を投与します．

> ▶メモ：エア抜きは重要
> 　図 13 では左側に黒い線状に画像の不鮮明な部分がある．原因は清潔カバーを付けたときに少しエアが残ってしまったためである．エア抜きはクリアーな超音波画像を得るために重要である．同様に針から局所麻酔薬を投与するときにエアを注入しないように、こちらのエア抜きにも注意しよう．
> 　なお、画像のように縦方向に低エコー性の領域が常にみられるときはプローブの不良が疑われる．

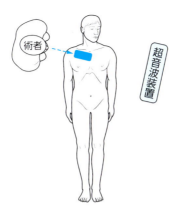

図 14　鎖骨上アプローチ：体位，超音波装置の配置
肩の下に薄い枕を入れると穿刺が容易になる．ブロック側の上肢は体側に付けて尾側に引く．

 # 鎖骨上アプローチ

　鎖骨上アプローチは、腕神経叢が鎖骨の頭側、第 1 肋骨の上でコンパクトにまとまった部位でのブロックです。腕神経叢のほぼすべてを確実にブロックすることができます。超音波ガイド下法の以前は、ランドマーク法あるいは透視下法で行われていた手技ですが、超音波を使用することで気胸や鎖骨下動脈穿刺といった合併症を避けることが可能となりました。腕神経叢ブロックの中では最も使用頻度の高い方法です。

A. 体位と超音波装置の配置：仰臥位（図14）

　患者を仰臥位としてブロック側の上肢は体側で尾側に引きます。肩の下に枕を入れてやや高くするほうがブロックしやすいかもしれません。

B. 体表面のランドマーク

　鎖骨と外頸静脈にマーキングします。やせている人では鎖骨上窩に鎖骨下動

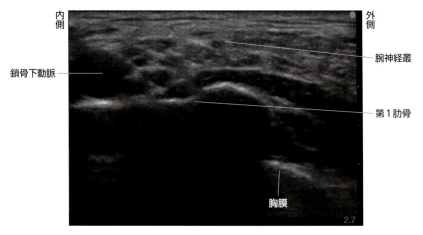

図15 鎖骨上アプローチ：超音波画像

脈を触知する場合があります。

C. プレスキャン：高周波リニアプローブ（10〜18 MHz）使用

　鎖骨の頭側で鎖骨に平行にプローブを当てます。
　まず鎖骨下動脈を同定します。動脈の深部の高エコー性で音響陰影を伴う部位が第1肋骨です。さらに深い部位で高エコー性の線状にみえるのが胸膜です。胸膜は呼吸性に左右に動くこと（lung sliding）で肋骨と鑑別できます。動脈と胸膜の同定は合併症を避ける意味からも必須です（図15）。
　プローブを、胸腔内を覗き込むようにやや傾けます（チルト）（図16、17）。腕神経叢は鎖骨下動脈の外側で浅い部位に低エコー性のブドウの房状にみえます。腕神経叢が最も明瞭にみえるようにプローブの傾きを調節します。腕神経叢の外側は中斜角筋、内側は前斜角筋です。
　この部位でカラードプラーで腕神経叢周囲の動脈を確認します。外側からの刺入経路に肩甲背動脈や肩甲上動脈が走行していることがあります（図18）。この場合は、プローブをやや頭側に移動して、刺入経路に動脈のない部位を探します。

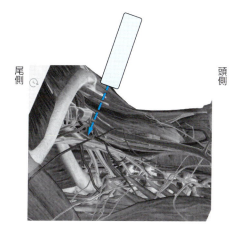

図16 鎖骨上アプローチ：プローブの当て方
プローブをややチルトして胸腔内を覗くようにすると，神経に直角に超音波ビームが当たり明瞭にみえる．斜角筋間アプローチも同様．
〔ヒューマンアナトミーアトラス（iPhone/iPad用），（Visible body社）により作成〕

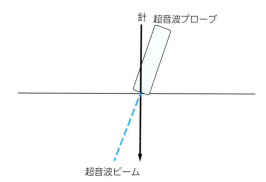

図17 チルトしているときの針の刺入
プローブの傾きに針の刺入を合わせる必要がある．

第6章 腕神経叢ブロック | 085

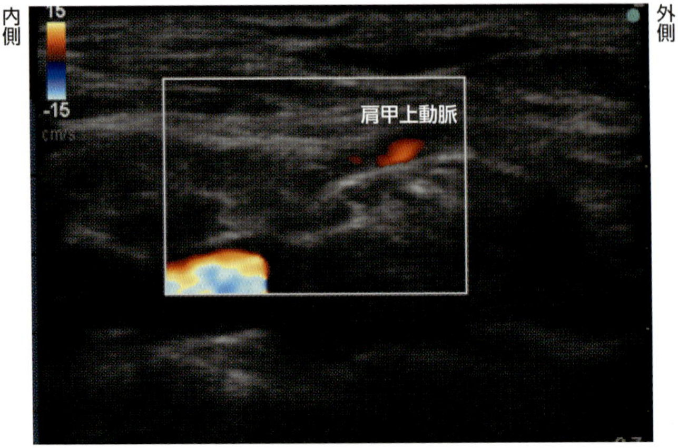

図18　鎖骨上アプローチでの注意点
腕神経叢周囲には肩甲上動脈や肩甲背動脈が走行している．ブロック針の経路上に血管がないことを確認する．

D. ブロックの準備

　術後鎮痛に用いる場合は局所麻酔薬として 0.25% レボブピバカインあるいは 0.375% ロピバカイン 20 mL を準備します．単独で手術麻酔に使用する際は 1.5% メピバカインを 20 mL 準備します．

　これまでのブロックでは針は床にほぼ垂直でした．鎖骨上アプローチで初心者が困るのはプローブを傾けている（チルト）ことです．この場合、針を床に垂直に穿刺すると針は全く描出されません．ベッドを傾けて頭高位としプローブが床に対して垂直になるように調整すると穿刺が容易となります（図19）。

E. ブロックの実際（22 G，70 mm 程度の神経ブロック針）

　局所浸潤麻酔後、プローブの外側 1 cm 程度から刺入します。

　針をまず第 1 肋骨上で腋窩動脈の外側を目指して進めます（図20）。局所麻酔薬をゆっくり 10 mL 投与します。

　次に、腕神経叢の上部に針を進め、上部にも局所麻酔薬を 10 mL 投与します（図21）。

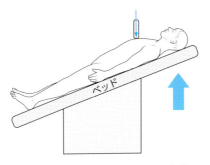

図 19 鎖骨上アプローチ：体位
チルトしているプローブが床に垂直になるようにベッドを
頭高位にすると穿刺が容易になる．

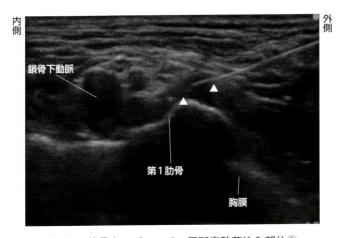

図 20 鎖骨上アプローチ：局所麻酔薬注入部位①
第 1 肋骨上で鎖骨下動脈の外側，腕神経叢の下部（コーナーポケット）に局所麻酔薬
を 10 mL 投与する．胸膜の位置は必ず確認しておく．
△：ブロック針

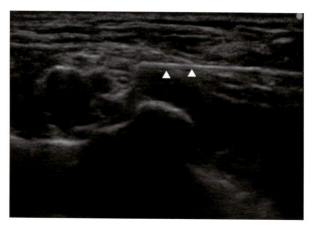

図21 鎖骨上アプローチ：局所麻酔薬注入部位②
次に腕神経叢の上部に局所麻酔薬を10 mL投与する．
△：ブロック針

F. 注意点

　気胸が最も注意すべき合併症です．しかし，超音波ガイド下に針先をきちんと描出して穿刺するかぎりは問題ありません．他の部位のブロックも同様ですが，ここが超音波ガイド下穿刺で重要なポイントです．したがって，ここまでの3種類のブロック（大腿神経，腹直筋鞘，腕神経叢ブロック腋窩アプローチ）が自信をもって実施できるようになってから行うようにしましょう．

　横隔神経麻痺は斜角筋間アプローチでの合併症ですが，鎖骨上アプローチでも起こりえます（＜20％）．両側のブロックが必要な場合，適応は慎重にすべきです．

4 斜角筋間アプローチ

　斜角筋間アプローチは腕神経叢ブロックの中で最も中枢で行うアプローチです．腕神経叢以外に鎖骨上神経などの浅頸神経叢の神経もブロックされます．

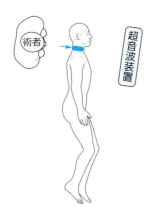

図22　斜角筋間アプローチ：体位，超音波装置の配置
患者は半側臥位あるいは側臥位とする．

適応は、肩関節の手術や上腕骨の骨折手術です。尺骨神経領域への効果は不確実なので、上肢の手術に対しては鎖骨上アプローチが適しています。

A. 体位と超音波装置の配置：半側臥位〜側臥位（図22）

患者を仰臥位から肩の下に枕を入れて半側臥位とします。あるいは完全に側臥位にしてもよいです。ただし、上腕骨骨折などの患者で体位が取りにくい場合は、可能なかぎりで構いません。

B. 体表面のランドマーク

胸鎖乳突筋の外縁と外頸静脈にマーキングします。

C. プレスキャン：高周波リニアプローブ（10〜18 MHz）使用

まず、鎖骨上アプローチの部位で腕神経叢を同定します。そのままプローブを頭側へ移動すると、前斜角筋と中斜角筋の間に神経が3つくらいみえるようになります。
適切なブロック部位の決定には頸椎レベルの同定が必要です。これにはC6

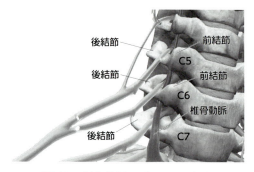

図23 斜角筋間アプローチの解剖
第5頸椎と第6頸椎は横突起が前結節と後結節をもつ．第7頸椎は後結節のみである．第6頸椎より尾側では椎骨動脈に注意する．
〔ヒューマンアナトミーアトラス（iPhone/iPad用），（Visible body社）により作成〕

とC7の横突起の形状の鑑別が可能です（図23）．C5とC6の横突起は後結節と前結節が存在し，蟹爪様にみえます（図24、25）．C7の横突起には後結節はありますが，前結節はありません（図26）．プローブを頭側〜尾側に移動することでC6とC7のレベルを確認し，実際のブロックはC7の横突起がみえる部位からやや鎖骨よりで行います（図27）．

この部位では前斜角筋の裏側に椎骨動脈が走行していますのでカラードプラーで確認しましょう（図28）．

> ▶鎖骨上、斜角筋間での神経描出のコツ
>
> この部位での腕神経叢は、頸椎を出た後鎖骨下に向かって深部から浅部へ移行している。この神経に直角にビームを当てると神経が最もよく描出される。このためプローブを胸腔内を覗くようにやや傾ける（チルト）。
>
> また、大腿神経や腹直筋鞘ブロックと異なり円形の頸部にプローブを当てている。プローブの一部が体から浮かないようにプローブの当て方にも注意しよう（図29）。

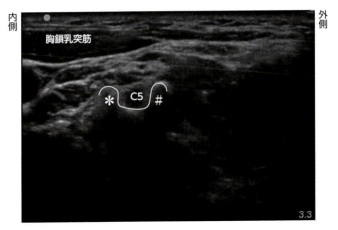

図24 第5頸椎横突起周辺
＊：前結節，#：後結節

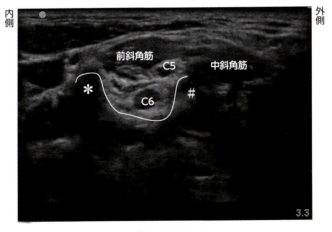

図25 第6頸椎横突起周辺
＊：前結節，#：後結節

第6章 腕神経叢ブロック | 091

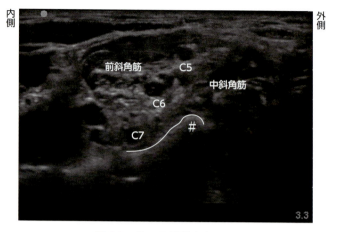

図 26　第 7 頸椎横突起周辺
#：後結節

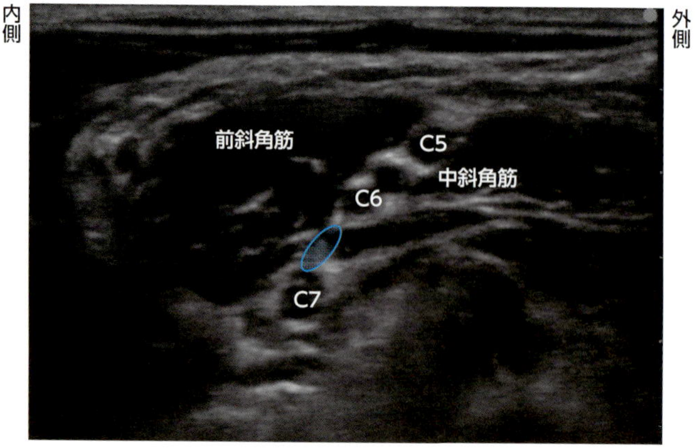

図 27　斜角筋間アプローチ：超音波画像
C5，C6，C7 の神経が明瞭にみえる位置で，一般的には C5 と C6 の間を狙うが，両者は上神経幹となるために間にはスペースがない．この位置では C6 と C7 の間を狙ったほうが安全である．

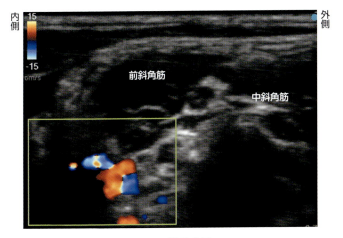

図28　椎骨動脈

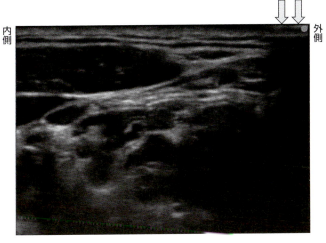

図29　プローブ外側が皮膚に密着していない例

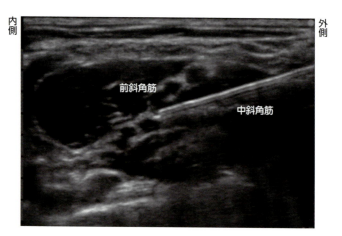

図 30　斜角筋間アプローチ：針の刺入
針先が C6 神経根の下まで進んだところ．ここで少量の局所麻酔薬を投与する．

D. ブロックの準備

　術後鎮痛に用いる場合は局所麻酔薬として 0.25% レボブピバカインあるいは 0.375% ロピバカイン 10 mL を準備します．単独で手術麻酔に使用する際は 1.5% メピバカインを 20 mL 準備します．

E. ブロックの実際（22 G，70 mm 程度の神経ブロック針）

　局所浸潤麻酔後、プローブの外側 1 cm 程度から刺入します．
　針を神経と神経の間を狙って斜角筋間へ刺入します（図 30）．少量の局所麻酔薬を投与して斜角筋間へ広がるのを確認します．よくあるのは中斜角筋筋膜を引っ張ってはいるが貫いていない場合です（図 31）．局所麻酔薬の注入抵抗は高く、斜角筋間に局所麻酔薬が広がらないことで鑑別できます．針先が斜角筋内にあれば局所麻酔薬を 5〜10 mL 投与します（図 32）．

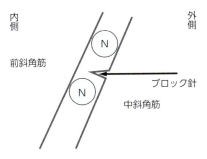

図31 注意点
針先が斜角筋間にあるようにみえても中斜角筋の筋膜を完全に貫いていないことがある．この場合，注入時の抵抗が強く，局所麻酔薬は中斜角筋の筋注になってしまう．

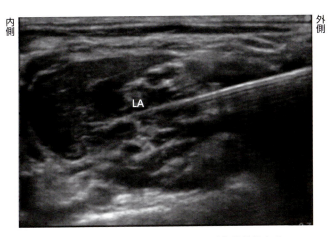

図32 斜角筋間アプローチ：局所麻酔薬投与後
LA：局所麻酔薬

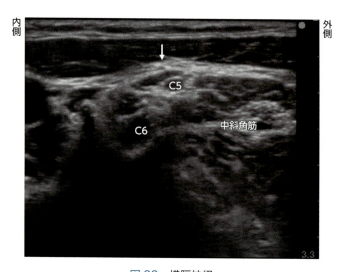

図 33　横隔神経
C5 神経根周辺で前斜角筋の上部をよくみると横隔神経（↓）を確認できる．両者の距離が非常に近いことが分かる．

F. 注意点

　最も注意が必要なのは横隔神経麻痺です．横隔神経は C3〜5 から形成され，前斜角筋の浅層を走行します．斜角筋間アプローチのブロック部位では斜角筋間近くを横隔神経が走行しているので横隔神経麻痺は必発です（図 33）．
　まず両側のブロックは避ける必要があります．片側のみの横隔神経麻痺であれば呼吸状態が非常に悪い患者以外では問題になることはありません．
　横隔神経麻痺を予防するには，局所麻酔薬の使用量を減らす，濃度を下げる，より末梢でブロックするなどの報告がありますが，いずれも完全ではありません．また，鎮痛効果が不十分になる可能性もあるので横隔神経麻痺は起こるものと考えておいたほうが安全です．少なくとも不必要に高濃度や高用量の局所麻酔薬の使用は避けるべきです．局所麻酔薬の使用量としては 10 mL 程度で十分です．
　椎骨動脈穿刺は，稀ですが重篤な合併症となりえます．椎骨動脈に誤って局所麻酔薬を注入すると中枢神経内の局所麻酔薬濃度が急激に上昇し痙攣を引き

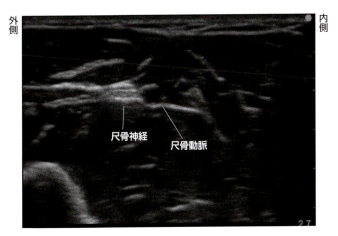

図34　尺骨神経ブロック：超音波画像

起こします。すぐに呼吸補助を行う必要があります。

　ブロック部位が神経根に近いので硬膜外やくも膜下注入となる可能性もあります。

5 末梢でのブロック

　腕神経叢ブロックはより末梢で行うことができます。症例が多いのは第五指の骨折に対する尺骨神経ブロックです。このほか、指の拘縮などのリハビリに正中神経ブロックを用います。

　尺骨神経は、前腕で肘と手首の中間では尺骨動脈の外側に存在します（図34）。ここで神経を同定したらプローブをやや中枢に移動すると動脈と神経の距離が離れていきます。適当な距離ができた場所でブロックします。

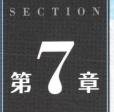

第7章 下肢のブロック（坐骨・閉鎖）

1 下肢の神経支配

　下肢のブロックは大腿神経ブロックが最もよく用いられますが、さらに2つ、坐骨神経ブロックと閉鎖神経ブロックを学びましょう。
　まずは下肢の神経支配です。
　下肢は腰神経叢と仙骨神経叢由来の神経に支配されています（図1）。

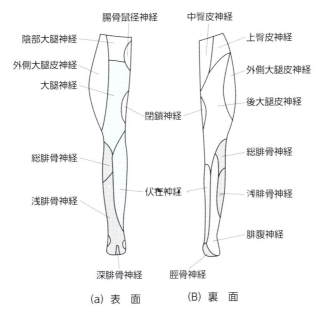

図1　下肢の神経支配（デルマトーム）

A. 腰神経叢

　腰神経叢はL1〜4腰神経の前枝とT12胸神経の一部から構成され、大腿神経、閉鎖神経、外側大腿皮神経が含まれます。大腿神経は、大腿前面の筋肉と皮膚と膝関節の前面を支配します。下腿では伏在神経となり下腿内側の知覚を支配します。閉鎖神経は内転筋群の筋支配と大腿内側〜膝内側の知覚を支配します。外側大腿皮神経は大腿外側の知覚を支配します。

B. 仙骨神経叢

　仙骨神経叢はL4〜5の腰神経とS1〜3の仙骨神経の前枝で構成され、主要な神経は坐骨神経です。坐骨神経は、人体で最長の神経であり、膝窩部の近位で脛骨神経と総腓骨神経に分かれます。脛骨神経は足の内側と足底を支配します。総腓骨神経は浅腓骨神経と深腓骨神経に分かれ、浅腓骨神経は足背の知覚に深腓骨神経は第一趾と第二趾の知覚を支配します。総腓骨神経と脛骨神経はさらに腓腹神経を形成し足の外側を支配します。大腿の後面は坐骨神経とは別の後大腿皮神経支配です。

 ## 2　坐骨神経ブロック

　坐骨神経ブロックには多くのアプローチがありますが、膝窩部でのブロックが最もよく用いられます。体位は仰臥位が一般的ですが、下からプローブを当てることになるのでこれまでのブロックとはやや異なるテクニックになります（図2）。

　大腿神経ブロックと併用して下腿から足の手術が適応になります。アキレス腱縫合では坐骨神経ブロック単独で手術可能です。

　ブロックにあたって、おさえておきたいことは、坐骨神経は膝窩部の近位で脛骨神経と総腓骨神経に分かれるということです（図3）。脛骨神経は膝窩部で膝窩動脈の近くを走行するので、まず膝窩部で動脈をみつけるのがポイントです。

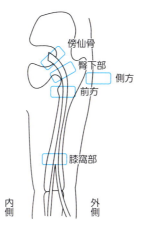

図2 坐骨神経ブロック：各種アプローチ
最も中枢でのアプローチが傍仙骨，次いで臀下部，側方，前方で膝窩部のアプローチは最も末梢である．

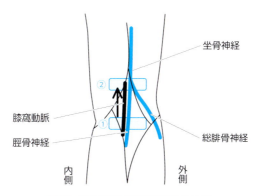

図3 膝窩部坐骨神経近傍の解剖
坐骨神経は膝窩部近位で脛骨神経と総腓骨神経に分かれる．まず膝窩動脈をたよりに脛骨神経を同定し（①），やや近位に追って総腓骨神経と一緒になる場所（②）でブロックする．

第7章　下肢のブロック（坐骨・閉鎖） | 101

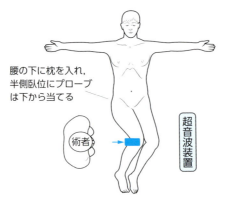

図4 坐骨神経ブロック膝窩アプローチ：
体位，超音波装置の配置（半側臥位）

A. 体位と超音波装置の配置：仰臥位、半側臥位、側臥位、腹臥位（図4）

　最も容易なのは腹臥位です。しかし、体位変換が必要になるので煩雑です。慣れるまでは腹臥位で確実に行い、徐々に他の体位でもトライするのがよいでしょう。

　アキレス腱縫合では腹臥位の状態でブロックしそのまま手術可能です。他の下腿手術では大腿神経ブロックとの併用になることもあり仰臥位、半側臥位あるいは側臥位を選択します。腰の下に枕を入れ、膝をやや曲げた半側臥位とするのが最も容易です。

B. 体表面のランドマーク

　膝裏の皺の部分。触知できれば膝窩動脈。

C. プレスキャン：高周波リニアプローブ（10～18 MHz）使用

　膝裏にプローブを当ててまず膝窩部で膝窩動脈を同定します。

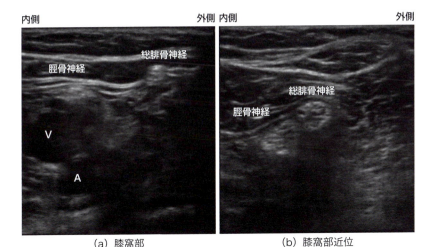

図5 鎖骨神経
A：膝窩動脈，V：膝窩静脈

　膝窩動脈の浅部に膝窩静脈、さらに浅部に脛骨神経が同定できます（図5-a）。

> ▶膝窩部坐骨神経描出のコツ
> 　膝窩部での坐骨神経は太いが描出は比較的難しい。
> 　まず、適度な圧をかけることで皮膚から神経までの距離が短くなる。圧としては膝窩静脈がつぶれる程度でよい（図6）。
> 　次に坐骨神経は膝窩部で浅い部分にあるが頭側では大腿部の深部へ移行する。超音波ビームは対象に向かって垂直に当てたときに最も明瞭に描出できる。このため、プローブを頭側にやや倒す操作（チルト）が必要である。チルトは超音波画像をみながら最もよい角度を探す必要がある（図7）。

　脛骨神経が分かったらプローブをゆっくり中枢へ移動させます。外側より脛骨神経に近づいてくる総腓骨神経をみつけることができます。脛骨神経と総腓骨神経がほぼ一つの坐骨神経になった部位がブロック部位です（図5-b）。こ

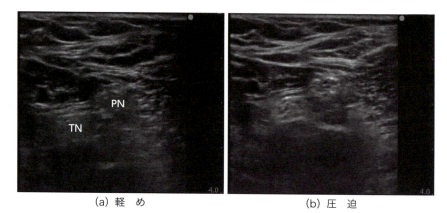

(a) 軽　め　　　　　　　　　　(b) 圧　迫

図6　坐骨神経時の圧迫（プレッシャー）の効果
やや圧迫したほうが神経の描出がよくなる.
TN：脛骨神経，PN：総腓骨神経

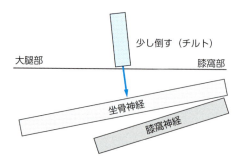

図7　坐骨神経ブロック時のチルトの有用性
坐骨神経は膝窩部から大腿に向かって体表面から深くなっていく．プローブの傾き（チルト）を調節して超音波ビームが神経に直角に当たるようにすると最も神経が明瞭にみえる．

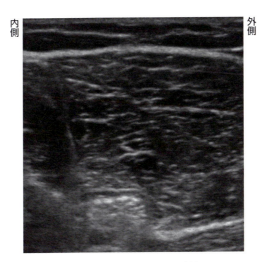

図8　大腿中部での坐骨神経

こでもう一度プローブの傾きを調節して神経が最も明瞭にみえる角度を探しておきます。さらに中枢では完全に1本の坐骨神経になりますが、深部に移行するので技術的に難しくなります（図8）。

D. ブロックの準備

術後鎮痛に用いる場合は局所麻酔薬として0.25%レボブピバカインあるいは0.375%ロピバカイン10～20 mLを準備します。単独で手術麻酔に使用する際は1.5%メピバカインを20 mL準備します。

E. ブロックの実際（22G，70 mm程度の神経ブロック針）

局所浸潤麻酔後、プローブの外側から刺入します。アプローチとしてはプローブのすぐ外側から穿刺する方法と、かなり離してプローブに針が平行になるように外側から刺入する方法があります。すぐ外側からアプローチすると刺入点の見極めは容易ですが神経が深い場合は針がみえにくくなります。プローブに平行になるように外側から刺入すると針は明瞭に描出できますが刺入点の見極めは難しいです。神経の深さによって両者を使い分けます。

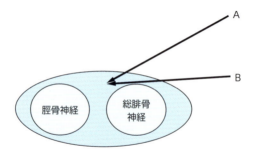

図9 坐骨神経ブロック時のアプローチ
坐骨神経は脛骨神経と総腓骨神経が共通の神経外膜に包まれている．ブロックはその外膜の内側に局所麻酔薬を投与する．脛骨神経と総腓骨神経の間を狙う（A）か，神経に接線方向で向かう（B）を経路のどちらかを選択する．

▶ブロックのコツ①

　完全な仰臥位でブロックする場合は、超音波画像を上下反転すると針の操作と画面上の動きが一致する。半側臥位や側臥位の場合はどちらがよいかはケースバイケース。腹臥位の場合は通常どおりでよい。

　膝窩部の坐骨神経は共通の神経外膜の中に脛骨神経と総腓骨神経が入っています（図9）。針はこの神経外膜の内側まで進める必要があります。まず少量の局所麻酔薬を投与し、膜の内側に広がるのを確認後予定量を投与します（図10）。

▶ブロックのコツ②

　ブロック針は脛骨神経と総腓骨神経の間、あるいは神経との接線方向に向けて進める。

F. 注意点

　坐骨神経の神経外膜の内側に投与しますが、脛骨神経、総腓骨神経の神経内注入にはならないように注意します。

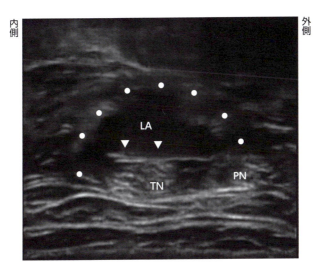

図10　坐骨神経ブロック：局所麻酔薬投与後
神経外膜（○）の内側に局所麻酔薬（LA）が広がっている．画面は上下を反転している．
TN：脛骨神経，PN：総腓骨神経，▽：ブロック針

　ブロックの効果発現には他の神経と比べて時間がかかります．大腿神経ブロックと併用する際は坐骨神経から先に行うべきです．逆に効果持続時間は長く24時間程度持続することがあります．

3 閉鎖神経ブロック

　閉鎖神経ブロックは，経尿道的膀胱腫瘍切除術での下肢の内転予防に用いられてきました．ランドマークと神経刺激によるブロックはそれなりに成功率は高かったですが，神経に当たらなくて途方に暮れた経験はないでしょうか．超音波ガイド下法にいくつかのアプローチがありますが，まずマスターしたいのはランドマーク法よりもやや末梢で閉鎖神経が前枝と後枝に分かれた後に内転筋の筋間を走行している部位でのブロックです．
　閉鎖神経は内転筋の支配以外に，股関節や大腿内側の知覚を支配しています．したがって経尿道的膀胱腫瘍切除術以外に膝関節手術でも他のブロックの

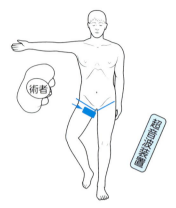

図11 閉鎖神経ブロック：体位，超音波装置の配置
（外側からアプローチ）

補助的に併用されます。この場合、関与しているのは後枝が主なので後枝ブロックのみを行います。

A. 体位と超音波装置の配置：仰臥位、載石位（図11）

大腿神経ブロックと同様に仰臥位で外側から穿刺可能です。しかし、刺入部のすぐ外側に大腿動静脈があり刺入経路には注意が必要です。両側ブロックのときには、超音波装置を移動する必要があり煩雑です。経尿道的手術の場合は、載石位としてから内側からアプローチすることも可能です（図12）。

B. 体表面のランドマーク

鼠径靱帯と大腿動脈をマーキングします。内転筋が体表から確認できれば筋の内側と外側縁も確認します。

C. プレスキャン：高周波リニアプローブ（10～18 MHz）使用

深部まで観察する必要があるので高周波プローブの場合、やや周波数を落とし、深さは4～5 cmくらいに設定します。

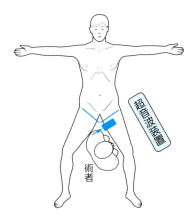

図12 閉鎖神経ブロック：体位，超音波装置の配置
（内側からアプローチ）

まず鼠径靱帯のすぐ末梢で大腿動脈を確認します。プローブを内側へ移動すると恥骨筋から内転筋が3層みえてきます。内転筋は表層が長内転筋、その下が短内転筋で最も深部が大内転筋です（図13）。

D. ブロックの準備

経尿道的膀胱腫瘍切除術では1％メピバカインを片側15 mL程度準備します。

膝関節手術の鎮痛では0.25％レボブピバカインを10 mL程度準備します。

E. ブロックの実際（22G，70 mm程度の神経刺激針）

脊髄くも膜下麻酔後であれば刺入部の局所浸潤麻酔は不要です。

外側からアプローチする場合は、大腿動脈を穿刺しないように注意します。まず、深部の短内転筋と大内転筋の間を目指します。針先が筋間に入ったら0.5～1 mAで神経刺激を開始して、内転筋の収縮が得られたら刺激を0.5 mAとして局所麻酔薬を5 mL投与します（図14）。内転筋の収縮が止まるのを確認します。

次に針をゆっくり引き抜いて長内転筋、短内転筋と恥骨筋の交点（ベンツ

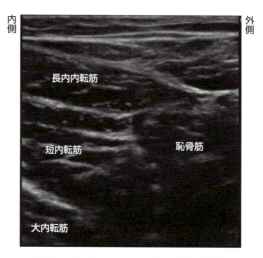

図13　閉鎖神経ブロック：超音波画像

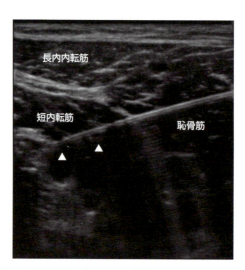

図14　閉鎖神経ブロック：後枝への局所麻酔薬投与

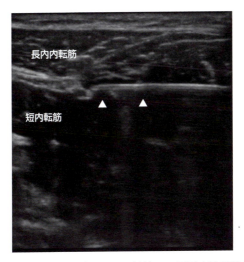

図15 閉鎖神経ブロック：前枝への局所麻酔薬投与

マークサイン）を目指します。同様に収縮がみられた場所で局所麻酔薬を5 mL投与します（図15）。

　閉鎖神経ブロックのように2か所以上に局所麻酔薬を投与するときは、投与の順番が問題となります。まず浅い部位に局所麻酔薬を投与し、深部へ移動すると浅部のブロックは確実ですが、局所麻酔薬の注入後は特に少量のエアを投与してしまうと深部がみえにくくなります。ケースバイケースですが、深部からブロックしていくのが原則です。

> ▶ブロックのコツ
> 　閉鎖神経は前枝、後枝に分かれた後にさらに内転筋内へ分枝する。成功率を上げるにはできるだけ中枢でブロックする必要がある。鼠径靱帯ギリギリでさらに腹側へプローブを傾けると閉鎖管から神経が出る部位まで追うことができる。ここでは1か所への局所麻酔薬注入でブロックできるが穿刺は困難になる。

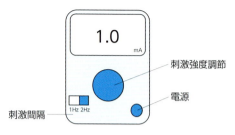

図16　神経刺激装置
刺激強度（mA）を中央のダイヤルで調節する．

F. 注意点

閉鎖神経ブロックでは大きな合併症はありませんが、動脈誤穿刺による血腫形成は起こりえます。

> ▶神経刺激装置の使用
>
> これまでのブロックでは神経刺激の併用について触れなかったが、実際は超音波ガイド下神経ブロックであっても神経刺激の併用（dual guidance）は有用である。本書では最初から神経刺激を併用すると針が描出できないまま刺激に頼ってブロックすることを危惧して、これまでは超音波ガイド下のみのブロックで解説してきた。経尿道的膀胱腫瘍切除術に対する閉鎖神経ブロックは運動神経遮断が目的であるので神経刺激を併用したい（図16）。
>
> 神経刺激装置と神経刺激針が必要である。刺激の強度は神経の近傍までは1 mAで行う。針が神経近傍に到達し筋の収縮が得られたら0.5 mAまで低下させてまだ反応があることを確認する。さらに0.3 mAまで下げると反応が消失する。0.3 mAでも筋の収縮があれば針先が神経内にある可能性があるので針の位置を調節する。
>
> このように神経刺激は針先が神経に到達していることの確認と神経内注入の防止に有用である。

SECTION 第8章 腹横筋膜面ブロック（TAP ブロック）

　腹部の手術ではすでに腹直筋鞘ブロックをマスターしました。腹部手術に対するもう一つのアプローチとして腹横筋膜面ブロック（transversus abdominis plane block：TAP）ブロックがあります。TAP ブロックは内腹斜筋と腹横筋の間の神経血管面を走行する脊髄神経前枝をブロックする方法です。

　TAP ブロックは腹部手術では広く用いられていますが、本書では腹直筋鞘ブロックを先に取り上げました。これは一般に行われている側腹部でのTAP ブロック（側方 TAP ブロック）はきちんとブロックしたと思っても、筋肉内注入になりやすく思ったような効果が得られないことがあるからです。また多くの手術で必要な臍周囲の鎮痛が側方 TAP ブロックでは得にくいのも理由です。

　しかし、TAP ブロックは肋骨弓下から側腹部まで広範囲に局所麻酔薬を投与することができます。また、腹直筋鞘ブロックとの併用も可能です。ここまでのブロックを確実にできるようになっていれば TAP ブロックも正確にできるハズです。

1 適　応

　TAP ブロックには肋骨弓下 TAP ブロック、側方 TAP ブロック、後方 TAP ブロックなどがあります。また小児の鼠径ヘルニアなどで行われる腸骨鼠径、腸骨下腹神経ブロックも TAP ブロックのバリエーションです（図1）。

　肋骨弓下 TAP ブロックは上腹部への効果を期待するときに行います。肋骨

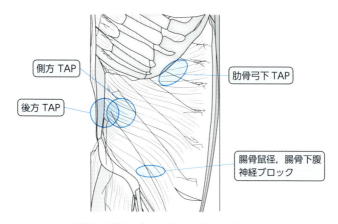

図1　TAPブロックのバリエーション

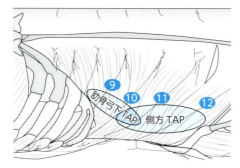

図2　肋骨弓下TAPブロックと側方TAPブロック
肋骨弓下TAPブロックではT9〜11，側方TAPブロックではT11〜12の鎮痛を得ることができる．

弓のラインで正中から腹筋を確認し、外腹斜筋、内腹斜筋、腹横筋の3層構造がみえた部位で行います。T9〜11程度までの鎮痛を得ることができます。より頭側への効果は期待できないので必要に応じて腹直筋鞘ブロックを併用します。

　側方TAPブロックは肋骨弓と腸骨の間で側腹部の腋窩中心付近で行う方法です。期待される鎮痛範囲はT11〜12です（図2）。したがって臍周辺の鎮痛を確実に得たいときは腹直筋鞘ブロックを併用します。

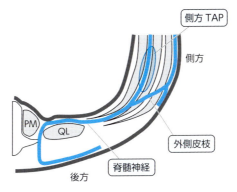

図3　側腹部での脊髄神経の走行
QL：腰方形筋，PM：大腰筋

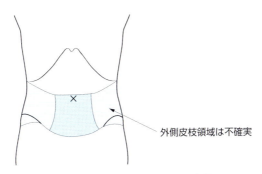

図4　側方TAPブロックの鎮痛範囲

　後方TAPブロックは側方TAPブロックの位置よりも後方、腹横筋の後縁で腰方形筋の周囲に局所麻酔薬を投与する方法です。現在ではTAPブロックというよりは腰方形筋ブロックのバリエーションと考えてよいでしょう。
　これらのTAPブロックはいずれも脊髄神経前枝をブロックして腹部正中の鎮痛を得ることができます。側腹部で脊髄神経の外側皮枝が分枝し、腹部の外側の知覚を支配します（図3）。側方のTAPブロックでは後方に局所麻酔薬が広がると外側皮枝がブロックされます（図4）が、肋骨弓下TAPブロックではブロックされません（図5）。このため両者の鎮痛範囲には差があります。正中切開では問題ありませんが、側腹部への効果が必要な場合は側方TAPブ

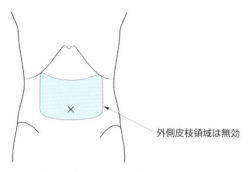

図5　肋骨弓下 TAP ブロックの鎮痛範囲

ロックで局所麻酔薬をできるだけ後方に投与する必要があります。

　腸骨鼠径、腸骨下腹神経ブロックは臍と上前腸骨稜の線上で行う方法で、腸骨鼠径、腸骨下腹神経のみをブロックします。

2 ブロックの計画

　TAP ブロックは神経そのものをターゲットにしないブロックなので全身麻酔下に施行可能です。通常麻酔導入後にブロックします。
　皮膚切開部を確認し、肋骨弓下 TAP ブロックにするか側方 TAP ブロックにするかを選択します。広範囲に鎮痛が必要な場合は、両者の併用あるいは腹直筋鞘ブロックとの併用を考慮します。

3 TAP ブロックの実際

A. 体位と超音波装置の配置

　体位と仰臥位。どちらかの側腹部に立ち、それに正対する位置に超音波装置

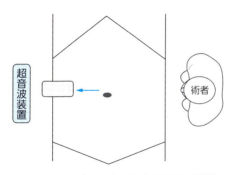

図6　TAPブロック：超音波装置の配置

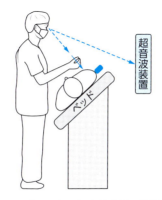

図7　TAPブロック：超音波装置の配置（側面）

を置きます。立位でベッドを操作しやすい高さまで上げます。さらにブロック施行者側にローテーションすると手技が容易になります（図6、7）。両側ブロックが必要ですが、ブロック初心者のうちは片側のブロックが終了したら配置を変えて両側を同じ方法でブロックすることを推奨します。

B. 体表面のランドマーク

　確認するのは腹部の正中、剣状突起から肋骨弓のライン。さらに臍です。これらをマーキングします。

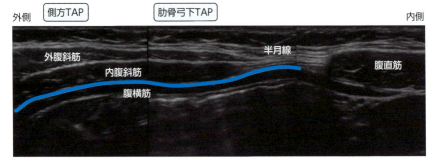

図8 肋骨弓での超音波画像（正中から側腹部）

C. プレスキャン：高周波リニアプローブ（10〜18 MHz）使用

　まず臍のやや頭側で正中を確認します。正中部が白線でその両側に腹直筋が確認できます。どちらかの側腹部へ向かっていくと腹直筋の下に腹横筋がみえてきます。
　さらに外側へプローブを移動すると内腹斜筋、外腹斜筋と腹横筋の3層構造に移行します（図8）。内腹斜筋と腹横筋の間が画面全体の1/2くらいになるようにdepthを調節しておきます。

D. ブロックの準備

　TAPブロックは全身麻酔下に施行可能です。
　局所麻酔薬は長時間作用性のロピバカインかレボブピバカインを選択します。片側に20〜30 mL使用しますので、両側で40〜60 mLの局所麻酔薬が必要になります。腹直筋鞘ブロックと同様に極量から濃度を決定します。0.25%あるいはそれ以下の濃度で使用することになります。
　ブロック針は20〜22GのTuohy針が適しています。長さは10 cm程度が使いやすいと思います。

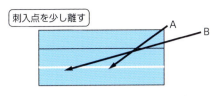

図9　TAPブロックでの針の刺入位置

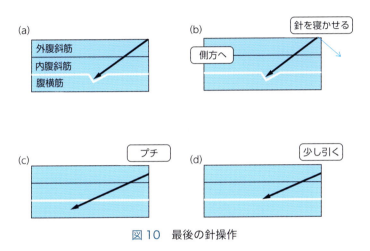

図10　最後の針操作

E. ブロックの実際（20〜22 G，10 cm程度のTuohy針）

ブロックに適した部位を決定したらまず針の刺入点を決定します。

プローブの側ではなく（図9：A）外側1〜2 cmから穿刺することで針の視認性が向上します（図9：B）。さらに腹直筋鞘ブロックで学んだロッキングを加えます。プローブを全体に均等ではなく、針の刺入側をやや力を抜くことで刺入点と針がみやすくなります。

次に針先が腹横筋膜面まで到達したら最後の操作が重要です。まず内腹斜筋の筋膜を押した状態になります（図10-a）。ここで局所麻酔薬を投与すると内腹斜筋の筋注になってしまいます。針が筋膜を押した状態で針をやや寝かせて、やや側方にテンションをかけます（図10-b）。針が筋膜を通過したらプ

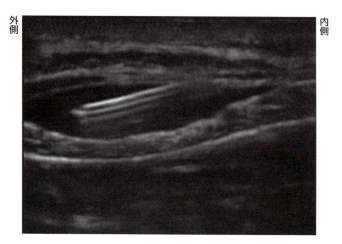

図 11　TAP ブロック：局所麻酔薬投与後

チッという感触が手に伝わります（図 10-c）。ここでは針先は腹横筋内にあるので、内腹斜筋と腹横筋の間まで針を少し引いてから局所麻酔薬を投与します（図 10-d）。内腹斜筋と腹横筋の間にきれいに局所麻酔薬が広がれば成功です（図 11）。

　肋骨弓下 TAP ブロックの場合は、局所麻酔薬をゆっくり投与しながら針をさらに進めていくと広範囲に局所麻酔薬を投与することが可能です。

　肋骨弓下 TAP ブロックに側方 TAP ブロックを併用する場合は、まず肋骨弓下 TAP ブロックを行い、側方の局所麻酔薬の広がりに連続して側方 TAP ブロックを行います。

　いずれの場合も局所麻酔薬投与中も針先をきちんを描出して局所麻酔薬の広がりの中から抜けないように注意します。また、腹壁が厚くなるので超音波装置の深さはやや深めにしておきましょう。

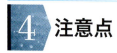

4　注意点

　腹直筋鞘ブロックと同様に TAP ブロックで有効なのはあくまで腹部の皮膚

知覚です。内臓痛に無効ですので必ずオピオイドの全身投与、非ステロイド性
抗炎症薬（NSAIDs）、アセトアミノフェンなどのマルチモーダル鎮痛の補助
が必要です。局所麻酔薬中毒にも注意しましょう。

SECTION 第9章 まだ必要？ 胸部硬膜外麻酔

　硬膜外麻酔は腹部や胸部外科手術後の鎮痛法として標準的でしたが、近年の患者の高リスク化、術後の抗凝固療法のルーチン化により使用頻度が減少しています。特に下肢手術や下腹部の腹腔鏡下手術に対する腰部硬膜外麻酔は、末梢神経ブロックに主役の座を奪われてしまいました。一方で、腹部の開腹手術では胸部硬膜外麻酔は有効な鎮痛法です。頻度は減ったものの今後も硬膜外麻酔の技術は必要です。そこでできるだけ短時間でマスターできる胸部硬膜外穿刺について解説します。

1 適 応

　腹部の開腹手術で周術期の抗凝固療法が予定されていない症例、術前の検査で血小板減少や出血傾向のない症例、同様に小開腹を伴う腹腔鏡補助下手術の術後鎮痛としても有用です。

　胸部手術では胸部硬膜外麻酔と胸部傍脊椎ブロックの鎮痛効果に大きな差はありません。どちらを選択するかはどちらの手技に習熟しているのかによります。胸部手術に対する上位での胸部硬膜外は慣れれば比較的容易です。一方で開腹手術でも神経ブロックとオピオイドの全身投与など他の鎮痛法も使用できることから、リスクとベネフィットの面から十分に検討します。何でも硬膜外の時代ではないという認識が大事です。

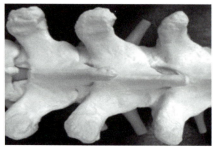 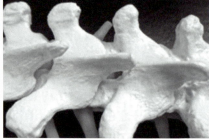

(a) 正 面　　　　　　　　　　(b) 斜 位

図1　中位胸椎

硬膜外麻酔の実際

　まず骨格標本をみてみましょう。硬膜外麻酔で重要なのは胸椎の3次元的なイメージであり、そのためには骨格標本の観察が有用です。

　胸椎の中位レベルでは棘突起が斜めになって屋根瓦状に重なっており、正中からは硬膜外腔を直視することはできません（図1-a）。一方、やや斜めからみると硬膜外腔をみることができます（図1-b）。これが胸椎レベルで傍正中法が選択される理由です。

　一方、上位胸椎は比較的棘突起が垂直に近く正中法で穿刺可能ですが、頸部硬膜外穿刺も同様です。

> ▶メモ
> 　胸部硬膜外麻酔では胸椎の立体的なイメージが重要である。脊柱の骨格標本はインターネット通販を使えば1万円程度で入手可能である（Amazonなど）。他の脊柱管近傍のブロック解剖の理解にも有用であり入手しておこう。

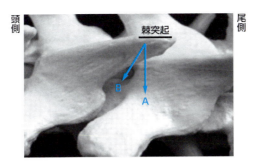

図2　硬膜外穿刺

　では、傍正中法による穿刺を考えてみます。棘突起のやや側方でみると椎弓板が連続しており、その間のスペースが硬膜外腔へのルートです。ではこのスペースをどうやって探せばよいのでしょうか？　筆者が胸部硬膜外穿刺で行っているのは、棘突起の頭側1/4の位置で、側方1 cmを刺入点とする方法です。この位置から皮膚に垂直に穿刺すると針はまず椎弓板に当たります（図2：A）。この深さを目印に、穿刺方向をやや頭側・正中よりに向けて図2：Aより深く刺入できる方向を探していきます（図2：B）。靱帯の疎な高齢者では針に力を加えることでこの操作は可能です。若い患者では針を皮下まで抜いてきて刺入方向を変えることで探します。局所浸潤麻酔の段階で刺入点から皮膚に垂直に刺すと椎弓板に当たることが分かっていると本穿刺は容易になります。

　椎弓間に針が進入したら抵抗消失法で針を進めていくことで硬膜外腔へ到達します。場合によっては抵抗消失法を始めたときには硬膜外腔ということもありえます。

　硬膜外腔へ到達できない、つまり針がどう刺し直しても骨に当たる場合は2つの可能性があります（図3）。一つは針が外側を向きすぎている場合です（図3：A）。針先をやや正中に向けて穿刺し直します。もう一つは刺入点が尾側すぎる場合です（図3：B）。針が椎弓板のラインに制限されて深部にある硬膜外腔へ向かわない可能性があります。刺入点をやや頭側に変えて再穿刺します。この2つの修正でほとんどの症例は硬膜外穿刺可能です。

　高齢者などで腰部での脊髄くも膜下麻酔が困難な場合も同様の方法で穿刺可能です。

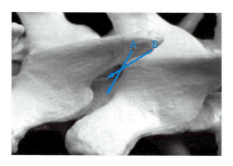

図3　硬膜外穿刺（硬膜外腔へ到達できない場合）

3 超音波によるプレスキャン法

　硬膜穿刺のリスクを減らしたり、穿刺位置を正確に決定するには超音波によるプレスキャンを使用します。リアルタイム穿刺も可能ですが、まずはプレスキャンで刺入に必要な情報を得た後に、超音波を使わずに穿刺する方法が容易です。

　プレスキャンにはコンベクスプローブを用いますが、痩せた患者ではリニアプローブでも可能です。プローブを傍正中に置き斜位から脊柱管を観察します（図4、5）。下位胸椎の場合は、仙骨部から順に椎間を確認していき、目指す刺入椎間を決定します。刺入位置付近で高エコー性の椎弓板を確認したら皮膚からの距離を測定します。症例によっては椎弓と椎弓の間に硬膜外腔を確認できますが、分からなくても穿刺は可能です。

　刺入位置は、椎弓板のぎりぎり頭側くらいです。まず垂直に椎弓板に当てることを考え（図5：A）、皮膚からの距離を計測します。そこからわずかに針を頭側に振って硬膜外腔へ到達します（図5：B）。超音波を使用しない方法をより確実に行うと考えればよいでしょう。

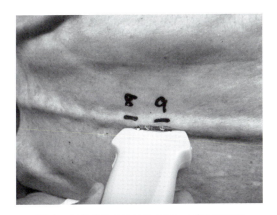

図4 穿刺部位の決定とプローブの当て方

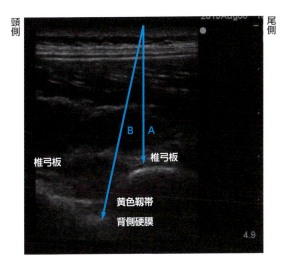

図5 中部胸椎

第9章 まだ必要？ 胸部硬膜外麻酔 | 127

硬膜外麻酔のポイント

　硬膜外麻酔のポイントは自分の中に脊椎の3次元的なイメージができているかにつきます。これは超音波を使用した他の末梢神経ブロックと同様です。事前に骨格模型でイメージを作っておくのが第一です。次にそのイメージを超音波によるプレスキャンで修正、最後に実際の穿刺となります。局所浸潤麻酔は麻酔と試験穿刺を兼ねていると考え、できるだけ多くの情報を得るようにします。針先が骨に当たったらがっかりせずに、針の穿刺方向と骨までの距離を確認します。これも重要な情報です。最終的にはより深部まで針が進む方向を探せば求める硬膜外腔へ到達できます。

硬膜外鎮痛の使い方

　手術が腹腔鏡を使用した低侵襲手術に変化した現在、術中から術後の硬膜外鎮痛の使用法も変わっていくべきと考えています。
　術中の管理については硬膜外に頼りすぎると術中の低血圧や過剰輸液をまねく可能性もあります。現在ではレミフェンタニルが使用できることから硬膜外以外の鎮痛法もできるだけ利用するべきです。硬膜外に高濃度の局所麻酔薬を大量に投与して血圧が下がらないと効果を実感できないというのは、麻酔科医の自己満足であって患者にメリットはありません。筆者はテストドーズの投与後は、硬膜外へのボーラス投与は行わないことにしています。手術中の適当な時期から術後鎮痛用の持続硬膜外を開始し徐々にレミフェンタニルを減量していきます。最終的に手術終了時に十分に硬膜外が効いていればよいのです。使用する薬物は局所麻酔薬を中心に患者の年齢や体格、手術侵襲を考えて適宜オピオイドを併用します。過剰なオピオイドは術後の悪心・嘔吐や消化管運動障害の原因となるので最小量とします。小開創で腹腔内の操作が大きくなく術中にある程度の量のフェンタニルを使用していれば、硬膜外からは局所麻酔薬のみでも十分に鎮痛が可能です。従来は一律モルヒネ3 mg/dayというような管

理をしましたが、現在は症例に応じた調節が硬膜外鎮痛のポイントです。

(➡ 本稿は「森本康裕．超音波ガイド下末梢神経ブロック時代の胸部硬膜外麻酔．森本康裕編．麻酔科医のための知っておきたいワザ22．東京：克誠堂；2014.」掲載の原稿を加筆・修正した)

【 参 　考 】

1) Chin KJ, Karmakar MK, Peng P. Ultrasonography of the adult thoracic and lumbar spine for central neuraxial blockade. Anesthesiology 2011；114：1459-85.

SECTION 第10章 ブロックを使用した麻酔の実際：まとめ

ここまで基本的な末梢神経ブロックの実践法について解説してきました。臨床の麻酔でこれらをどのように実践していったらよいのでしょう。

1 ブロック実践の前に考えること

まず患者に神経ブロックを行う前に行ってもらいたいのは以下の項目です。
① 本書のような基本的な教科書を読んで基本的な知識を得る。
② 自分の体あるいは同僚に協力してもらって神経描出の練習
③ ファントムを使った穿刺の練習

新しい技術をいきなり患者に行ってもうまくいくはずがありません。患者に針を刺す前にできるかぎりの準備を行うべきです。

もう一つは適応となる疾患の確保です。

本書では大腿神経ブロックをすべてのブロックの基本と位置づけました。下肢の手術が少ない施設では、腹直筋鞘ブロックを代わりに行ってもよいでしょう。

大腿神経ブロックの適応は膝関節手術と大腿骨骨折手術が主です。特に大腿骨頸部骨折手術は多くの施設で最も多い手術の一つです。これを全身麻酔＋大腿神経ブロックとしてもよいですし、脊髄くも膜下麻酔＋大腿神経ブロックとしてもよいでしょう。

腹直筋鞘ブロックの場合は腹腔鏡下胆嚢摘出術や腹腔鏡下鼠径ヘルニア手術が主な適応となります。

これらの手術の麻酔に神経ブロックを併用することで十分な症例を確保する

ことができます。できれば1日1ブロックが実践できるような環境をつくるのはブロックの実践と上達に最も必要なことです。いくら準備してもブロックの機会が1ケ月に1回という環境では上達は不可能です。

ブロックの限界を知る

神経ブロックを使った鎮痛ではブロックの限界を知ることが重要です。逆にいうとブロック以外の薬物の使い方で鎮痛効果が変わってきます。

A. アセトアミノフェン、非ステロイド性抗炎症薬（NSAIDs）

神経ブロックには創部での直接的な抗炎症作用はありません。ですから神経ブロックとアセトアミノフェン、NSAIDsなどの併用はルーチンで行うべきです。手術中からアセトアミノフェンを定期投与し術後の疼痛時にNSAIDsの坐薬を使用、手術翌日からは経口投与などです。ブロック＋アセトアミノフェン、NSAIDsで多くの骨折手術、体表面の小手術は良好な鎮痛を得ることができます。

B. オピオイド

オピオイドの使い方は末梢神経ブロックを併用した全身麻酔では重要です。
ブロックにより術後の鎮痛が十分カバーでき、しかもブロック効果の消失時にはNSAIDsで鎮痛可能であれば術中〜術後のオピオイドは不要です。術中管理でオピオイドが必要であればレミフェンタニルを使用し術後に作用が残らないようにします。過剰なオピオイド作用の残存は悪心・嘔吐の原因になります。
一方、体幹のブロックなどブロック効果のみでは鎮痛がコントロールできない場合は術後もオピオイドの補助が必要です。この場合もブロックしない場合よりは少量のオピオイドで疼痛コントロール可能です。フェンタニル iv-PCA（patient-controlled analgesia；自己調節鎮痛）の場合、ベースの投与量を少

なめにして PCA でコントロールすればよいでしょう。

　上肢や下肢のブロックでもブロック効果の消失後もある程度の鎮痛が必要な場合、バックアップでのオピオイド投与は有用です。ファンタニルの iv-PCA ではベースの投与を行わないか少量として PCA 投与中心とするのが合目的です。

　このように、ブロックの効果は手術で必要な鎮痛域のどこをカバーできているのか？　持続時間は？　ということを考えながら術後の鎮痛計画を立てていきます。全身麻酔＋iv-PCA による術後鎮痛がどちらかといえばマニュアル麻酔なのに対して、末梢神経ブロックを使った術後鎮痛は症例ごとに考える必要があるオーダーメードの麻酔であるといえます。

術式別麻酔管理の実際 (表1)

A. 大腿骨頸部骨折

　大腿骨頸部骨折では骨折部により γ ネイルのような骨接合術か人工骨頭置換術が選択されます。骨接合術は全身麻酔＋大腿神経ブロックの併用が有用です。

　全身麻酔は吸入麻酔、全静脈麻酔どちらでも可能です。短時間の仰臥位手術ですから気道確保も声門上器具で大丈夫です。

　全身麻酔導入後に、大腿神経ブロックとして腸骨筋膜下ブロックを行います。局所麻酔薬は 0.25% レボブピバカインを 20〜30 mL 使用します。手術執刀時は外側大腿皮神経領域の鎮痛が不十分であることがあるので、フェンタニルを少量追加するか、レミフェンタニルを使用します。大腿骨の裏側の坐骨神経領域の鎮痛が抜けているので骨髄内の操作のときにもオピオイドの併用が必要です。

　皮膚縫合に入ったらブロックのみで鎮痛は大丈夫ですのでオピオイドの投与を中止します。呼吸はオピオイドを併用している間は調節呼吸で、皮膚縫合に入ったら徐々に自発呼吸を出していけば手術終了後は速やかに声門上器具を抜

表1　術式別ブロック例（全身麻酔併用）

上肢手術		
肩関節, 上腕骨近位端	腕神経叢ブロック斜角筋間アプローチ	0.25～0.375% レボブピバカイン 10～15 mL
肘関節周辺	腕神経叢ブロック鎖骨上アプローチ	0.25～0.375% レボブピバカイン 20 mL
橈骨遠位端骨折	腕神経叢ブロック腋窩アプローチ	0.25% レボブピバカイン 20 mL
下肢手術		
大腿骨頸部骨折	大腿神経ブロック（腸骨筋膜下ブロック）	0.25% レボブピバカイン 20～30 mL
足関節骨折	内転筋管ブロック＋ 坐骨神経ブロック膝窩アプローチ	0.25% レボブピバカイン 10＋10 mL
人工膝関節置換術	大腿神経ブロック＋膝局所浸潤麻酔	0.25% レボブピバカイン 20 mL
体幹手術		
腹腔鏡下胆嚢摘出術	両側腹直筋鞘ブロック	0.25% レボブピバカイン 10～15 mL×2

0.25% レボブピバカイン≒0.375% ロピバカイン

去することができます。脊髄くも膜下麻酔と比べて側臥位を取る必要がないので患者は楽ですし、術後の鎮痛効果持続時間も長いというメリットがあります。

　人工骨頭挿入術もほぼ同じ麻酔で可能です。側臥位で行う場合は気管挿管してもよいでしょう。股関節内の操作でオピオイドが必要なのと術後はアセトアミノフェンの定時投与などブロック以外の鎮痛補助薬が必要になります。

B. 腹腔鏡下胆嚢摘出術

　胆嚢摘出術は全身麻酔＋腹直筋鞘ブロックの併用が有用です。

　全身麻酔後に腹直筋鞘ブロックを行います。臍周囲の両側に 0.25% レボブピバカイン 10～15 mL 投与を両側行います。

　手術開始後、臍周囲のポート挿入時にはレミフェンタニルを $0.1\ \mu g/kg/min$ 程度にしておき皮膚切開時に血圧上昇がないことでブロック効果を確認します。気腹後は腹腔全体にブロック効果は及んでいませんのでレミフェンタニルを適宜増量します。

術後鎮痛は腹腔内の状況によります。

腹腔内の炎症が強くなくスムーズに胆嚢が取れた症例では、腹直筋鞘ブロックと残りのポート挿入部への局所浸潤麻酔（外科医に閉創時に依頼）、さらに術中使用したフェンタニルの残存効果とアセトアミノフェンの定時投与でコントロール可能です。

一方、腹腔内の炎症が強く癒着剥離に難渋したり、腹膜全体に炎症が及んでいるような症例では術後の内臓痛が強くアセトアミノフェンだけではコントロール不良です。この場合はオピオイドの iv-PCA をさらに併用します。

その他、腹腔鏡下虫垂切除術や鼠径ヘルニア手術もほぼ同じ考え方で麻酔可能です。

C. 人工膝関節置換術（TKA）

人工膝関節置換術（total knee arthroplasty：TKA）のブロックを併用した麻酔管理は施設ごとに状況が異なります。手術の皮膚切開の大きさ、整形外科医が局所麻酔薬による局所浸潤麻酔（カクテル注射）を行うかどうか、手術後のリハビリの予定、などです。ここでは整形外科医によるカクテル注射があるという前提で考えてみます。

患者にまず大腿神経ブロックを行います。局所麻酔薬として 0.25% レボブピバカイン 20 mL を使用します。整形外科との打ち合わせで同意が得られればデキサメタゾン 3.3 mg をブロックの局所麻酔薬に添加します。デキサメタゾンは整形外科のカクテル注射にも用いられますのでどちらで使用するかよく打ち合わせておきましょう。

あとは全身麻酔で管理します。大腿神経ブロックのみでは脛骨の操作時に血圧が上昇します。またターニケットペインも出現しますのでレミフェンタニルあるいはフェンタニルの併用は必須です。

閉創前にカクテル注射を行ってもらいます。大腿神経ブロックのみだと膝の裏側の鎮痛が不足するので、創部から深部（膝の裏側）に向けて局所麻酔薬を投与してもらうのがポイントです。使用されるのは通常 0.75% ロピバカイン 20 mL（適宜希釈）、デキサメタゾン、アドレナリンです。

術中よりアセトアミノフェンを投与し、術後は 6 時間ごとに定時投与します。また内服が可能になったら NSAIDs の内服も開始します。

ブロックの効果が十分であればフェンタニルの術後投与は必要ありませんが、自信がなければ iv-PCA をバックアップで使用しましょう。フェンタニルの場合は、持続量は少なめにして鎮痛不足時に PCA でバックアップという考えでよいです。

その他の神経ブロック

　本書では 9 種類の末梢神経ブロックと硬膜外麻酔の計 10 種類の手技について解説しました。これは末梢神経ブロックの教科書としては少ない数です。それでは本書で取り上げなかったブロックは必要ないのかといえばそんなことはありません。ただ初心者のうちは施行するブロックの種類を絞り、ある程度反復したほうが上達が早いと考えているからです。また、本書に掲載されているブロックでほとんど手術はカバーできるハズです。その他のブロックについても少しふれておきます。ここでは他のブロックの概念の解説のみで、詳細は他の教科書を参照して下さい。

A. 上肢ブロック

■ 腕神経叢ブロック鎖骨下アプローチ

　腕神経叢ブロックのその他の手技としては、鎖骨下アプローチがあります。
　鎖骨下アプローチは鎖骨上アプローチと腋窩アプローチのちょうど中間、神経束のレベルでのブロックです。鎖骨上アプローチに対するメリットとしては横隔神経麻痺が発生しないことですが、肩甲上神経への効果は期待できません。一方、腋窩アプローチに対するメリットとしては腋窩神経への効果です。ただ、他のアプローチよりは深部にあること。胸膜に近く気胸のリスクがあることがデメリットです。
　カテーテルを使用した場合は固定性がよいので上肢で長期間の鎮痛が必要な症例では良い適応となります。

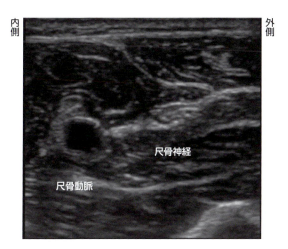

図1 尺骨神経ブロック：超音波画像

ⅱ 尺骨神経ブロック

　腋窩アプローチより遠位ではそれぞれの神経に分かれるので単独でのブロックが可能となります。

　尺骨神経は前腕の中間では尺骨動脈に併走しています（図1）。ここから近位に移動すると尺骨動脈から神経が離れていきますので、そのあたりでブロックします。第五指の骨折手術では良い適応です。

　その他、正中神経や橈骨神経も単独でブロックすることが可能ですが手術麻酔として適応となる症例はあまりありません。

B. 下肢ブロック

ⅰ 大腿三角ブロック

　大腿神経ブロックは膝関節手術の鎮痛法として有用ですが、大腿四頭筋低下による転倒のリスクがあり早期離床やリハビリの妨げとなります。そこで大腿神経ブロックの部位から末梢へ移動して、大腿四頭筋への筋枝が分枝した後にブロックする方法として大腿三角ブロックと内転筋管ブロックがあります。両

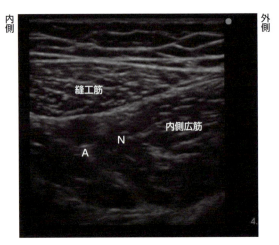

図2 大腿三角ブロック：超音波画像
A：大腿動脈，N：伏在神経

者はしばしば混同されてきましたが最近超音波を使って使い分けが可能となりました[1]。

　大腿三角ブロックは内転筋管よりも近位で伏在神経と内側広筋への筋枝をブロックする方法です（図2）。内側広筋枝も膝の感覚に関与していますので、膝関節手術の鎮痛に適しています。また、他の大腿四頭筋への筋枝はブロックしませんので転倒のリスクは少なくなります。

ⅱ 内転筋管ブロック

　内転筋管は縫工筋、内側広筋と内転筋群で囲まれたスペースです。内転筋管内を大腿動静脈と伏在神経が走行しています。内転筋管ブロックは下腿の手術に対して伏在神経のみをブロックする方法です。

ⅲ 坐骨神経ブロックのバリエーション

　坐骨神経ブロックは膝窩部でのアプローチが一般的です。しかし効果として膝より末梢しか期待できません。大腿部の手術などより近位への効果が必要な場合は近位でのアプローチが必要になります。

　最も近位での坐骨神経ブロックが傍仙骨アプローチです（図3）。坐骨神経のすべての領域と、大腿後面や臀部の鎮痛も得ることができます。大腿神経ブ

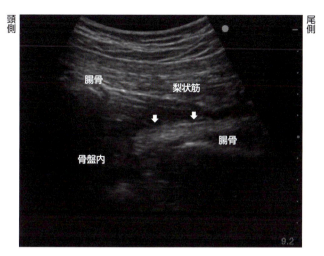

図3 坐骨神経ブロック傍仙骨アプローチ：超音波画像（長軸）
坐骨神経が骨盤内から腸骨の大坐骨孔を通って臀部に向かう部位の画像．短軸でもブロック可能である．
⇩：坐骨神経

ロックあるいは腰神経叢ブロックと併用するとほぼ下肢全体の麻酔が可能であり、大腿切断や大腿骨頸部骨折の手術をブロックだけで行うことができます。

傍仙骨アプローチよりやや末梢で行うのが臀下部アプローチです（図4）。大腿後面の知覚を支配する後大腿皮神経は臀下部では坐骨神経と併走していることが多く同時にブロックできる可能性があります。通常側臥位で行いますが、最近仰臥位で側方からアプローチする方法も報告されました[2]。

さらに遠位でブロックするのが前方アプローチです。仰臥位で行うことから骨折患者では有利ですがブロックされる範囲としては膝窩部でのアプローチとほぼ同等です。坐骨神経の同定は比較的容易ですが深部に存在するのでブロック手技としては困難です。

IV 腰神経叢ブロック

腰神経叢は第12胸神経および第1腰神経の前枝からなり、主な神経は大腿神経、外側大腿皮神経、閉鎖神経です。これらの神経を中枢で1か所への局所麻酔薬投与でブロックすることが可能です。ほぼ仙骨神経叢のブロックである坐骨神経ブロック傍仙骨アプローチとの併用で、ほぼ下肢全体の麻酔が可能

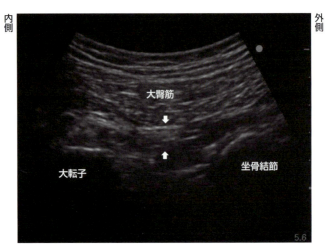

図4　坐骨神経ブロック臀下部アプローチ：超音波画像
⇧⇩：坐骨神経

となります。

C. 体幹ブロック

1 胸部傍脊椎ブロック

　胸部傍脊椎ブロックは脊髄神経を傍脊椎腔でブロックする方法で、ほぼ片側の硬膜外麻酔と考えられます。このブロックは手術麻酔で使用する末梢神経ブロックの中では最も難易度が高い方法です。理由としては、
　①傍脊椎腔は深部に存在し、リニアプローブを使用して平行法でアプローチした場合には針の刺入方向がプローブに直角に近くなり針がみえにくい。
　②プローブをわずかでも動かすと目標を見失う。
　③気胸のリスクがある。
などです。したがってある程度の経験を積んだ後に行うべきですし、ニードルガイドの使用を考慮します。
　図5は胸椎外側での長軸像です。横突起と横突起の間に胸膜とその浅部に肋横突靱帯を確認します。両者の間が胸部傍脊椎腔です。通常のリニアプロー

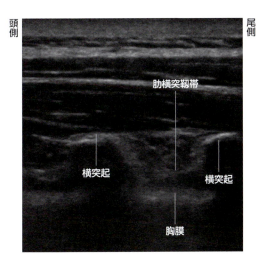

図 5　胸部傍脊椎ブロック：超音波画像（長軸）

ブではこの像でのブロックは横突起が針の進入の邪魔になり困難です。長軸像で傍脊椎腔を確認したらそのまま短軸像にしてブロックします。このような長軸⇔短軸の変換をプローブのローテーションで行う操作は必須の技術です。

短軸像では胸膜とその浅部に最内肋間筋の近位端である内肋間膜を確認できます（図6）。外側から穿刺し、胸膜の上まで針を誘導して局所麻酔薬を投与します。

■ 腰方形筋ブロック

腹横筋膜面ブロック（TAPブロック）はもともと超音波を使用しない手技だったのですが、超音波ガイド下に施行するようになってからの効果は当初報告されていたTAPブロックに劣ることが注目されました。その後の検討でオリジナルのTAPブロックは腰方形筋周囲に局所麻酔薬を投与していたことが明らかとなり腰方形筋ブロックが報告されました（図7）。TAPブロックと比べて鎮痛範囲が広く、効果持続時間が長い可能性があり注目されています。

■ 脊柱起立筋ブロックとretrolaminarブロック

これらのブロックは脊椎の椎弓板の近傍に局所麻酔薬を投与する方法で、解剖学的には脊髄神経の後枝をブロックし背部の鎮痛を得ることができます。と

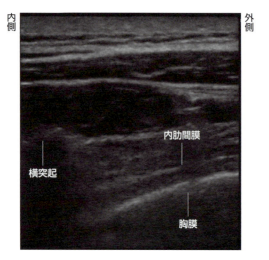

図6 胸部傍脊椎ブロック：超音波画像（短軸）

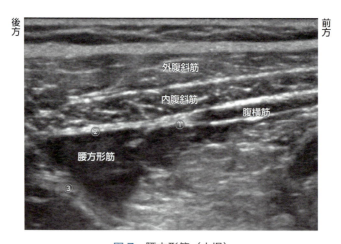

図7 腰方形筋（小児）

腹筋の3層構造は，腹壁後方では腹横筋がなくなっている．さらに後方で腰方形筋を確認できる．局所麻酔薬の投与ポイントは腰方形筋の側方（①），後方（②），前方で大腰筋との間（③）あるいは筋注である．よく使用されているのは②であるがこれが最適のポイントであるとのエビデンスはない．

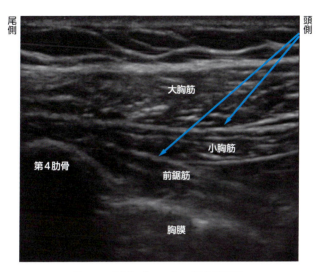

図8　PECSブロック：超音波画像

ころが局所麻酔薬が広がることで胸部傍脊椎ブロックに近い効果が得られることが報告されています。胸部傍脊椎ブロックより容易で気胸のリスクも少なく今後注目です。

Ⅳ PECSブロック（胸筋神経ブロック）

PECSブロック（pectoral nerves block）は、胸壁の筋層間に局所麻酔薬を投与し、内側胸筋神経、外側胸筋神経と肋間神経の外側皮枝をブロックする方法です。主として乳がん手術に用いられますが、ペースメーカや中心静脈ポートの挿入術の鎮痛にも有用です。

前腋窩線レベルで第3肋骨を中心に大胸筋、小胸筋、前鋸筋を描出します。大胸筋と小胸筋の間に局所麻酔薬を10 mL（PECS 1ブロック）、小胸筋と前鋸筋の間に20 mL投与します（図8）。

D. 持続末梢神経ブロック

本書では単回のブロックに絞りましたがカテーテルを留置しての持続末梢神経ブロックも可能です。単回のブロックでは鎮痛効果はせいぜい24時間です

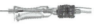

図9　コンチプレックス C（B Braun）

がカテーテルを留置することで持続時間を長くすることができます。

　近年ではコンチプレックス（Contiplex®）C（B Braun）のような静脈留置針を長くしたような catheter over the needle タイプの持続末梢神経ブロック針が使用可能です（図9）。単回のブロックに慣れたら、持続末梢神経ブロックにも挑戦してみましょう。

おわりに

　このように超音波を使った末梢神経ブロックの世界は無限に広がっています。しかし本書に掲載した基本的なブロックを確実に施行できるようになるのが第一です。

　一方、海外では超長時間作用の局所麻酔薬が発売されています。局所投与で長時間作用する局所麻酔薬が日本でも使用可能になると、現在行われている末梢神経ブロックの一部は外科医による局所浸潤麻酔に取って代わられる可能性もあります。

　いずれにしても麻酔科医にとって末梢神経ブロックはあくまで一つの技術であり、その効果と限界をよく理解して使いこなすことが重要であることを強調して稿を終えたいと思います。

【文　献】

1) 森本康裕．超音波ガイド下末梢神経ブロック実践49症例その後―膝関節手術と内転筋管ブロック．LiSA 2017；24：602-5．
2) Yoshida T, Nakamoto T, Hashimoto C, et al. An ultrasound-guided lateral approach for proximal sciatic nerve block：A randomized comparison with the anterior approach and a cadaveric evaluation. Reg Anesth Pain Med 2018；43：712-9．

はじめての末梢神経ブロック　　　　　　　　　　＜検印省略＞

2019 年 6 月 1 日　第 1 版第 1 刷発行

定価（本体 3,700 円＋税）

著　者　森　本　康　裕
発行者　今　井　　良
発行所　克誠堂出版株式会社
〒113-0033　東京都文京区本郷 3-23-5-202
電話（03）3811-0995　振替 00180-0-196804
URL　http://www.kokuseido.co.jp

ISBN 978-4-7719-0520-7　C3047　￥3700E　　　　印刷　三美印刷株式会社
Printed in Japan © Yasuhiro Morimoto, 2019
・本書の複製権・翻訳権・上映権・譲渡権・公衆送信権（送信可能化権を含む）は克誠堂出版株式会社が保有します。
・本書を無断で複製する行為（複写，スキャン，デジタルデータ化など）は，「私的使用のための複製」など著作権法上の限られた例外を除き禁じられています。大学，病院，診療所，企業などにおいて，業務上使用する目的（診療，研究活動を含む）で上記の行為を行うことは，その使用範囲が内部的であっても，私的使用には該当せず，違法です。また私的使用に該当する場合であっても，代行業者等の第三者に依頼して上記の行為を行うことは違法となります。
・ JCOPY ＜（社）出版者著作権管理機構　委託出版物＞
本書の無断複写は著作権法上での例外を除き禁じられています。複写される場合は，そのつど事前に（社）出版者著作権管理機構（電話 03-5244-5088，Fax 03-5244-5089，e-mail：info@jcopy.or.jp）の許諾を得てください。